Ueber Das Zuckerbildende Ferment Der Leber ...

Leo Borchardt

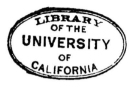

(Aus dem chem. Laboratorium des physiol. Instituts der Universität Breslau.)

Ueber das zuckerbildende Ferment der Leber.

Von
L. Borchardt.

Entgegen den von Seegen vertretenen Anschauungen kann man es wohl durch genügend zahlreiche und zuverlässige Versuche als bewiesen ansehen, dass der Zucker, welcher sich in der Leber nach dem Tode bildet, im Wesentlichen aus Glykogen entsteht. Es kann ferner nicht bezweifelt werden, dass schon unmittelbar nach dem Tode des Thieres in der Leber ein Enzym vorhanden ist, welches Stärke, Glykogen und Maltose zu spalten vermag, so dass es fast selbstverständlich erscheint, anzunehmen, dass auch der Zucker in der Leber nach dem Tode durch eben dieses Ferment aus dem Glykogen gebildet wird.

Nun hat bekanntlich Cl. Bernard wiederholt die Ansicht vertreten, dass die unmittelbar nach dem Tode eines Thieres in seinen Organen entstehenden Veränderungen als letzte Aeusserungen des Lebensvorganges selbst, als ein Zustand des Ueberlebens aufzufassen sind. Er zog dementsprechend[1]) aus der Thatsache, dass die postmortale Zuckerbildung auf einer Umwandlung des Glykogens durch ein Enzym beruht, den Schluss, dass auch während des Lebens die Zuckerbildung in gleicher Weise vor sich geht. Gegen denselben wird auch heute noch nichts einzuwenden sein, wenn man die Möglichkeit offen lässt, dass sich der Zucker im Leben vielleicht auch aus anderem Material als Glykogen, im Besonderen aus gewissen Eiweissstoffen, bilden kann. Trotzdem leugnen einige Forscher, wie Sheridan Lea und Florence Eves, Noël Paton und Cavazzani die Betheiligung eines Fermentes an der Zuckerbildung in der Leber während des Lebens und bringen sie in Zusammenhang mit irgend welchen nicht näher zu bezeichnenden Stoffwechselvorgängen in den Leberzellen. Die zum

---

1) Compt. rend. t. 84 p. 1201. 1877.

Beweise dafür angeführten Versuche halten aber einer Kritik nicht Stand[1]).

Nehmen wir es also für einen Augenblick als sicher erwiesen an, dass Glykogen das Material für den Zucker ist, der sich während des Lebens in der Leber bildet, und ein Enzym die wirkende Kraft, so würde ein Chemiker sich mit der Kenntniss dieser Thatsachen begnügen können; der Physiologe aber wird weiter fragen: Woher stammt dieses Ferment? Bildet es sich in der Leber, oder wird es der Leber von aussen zugeführt? Nicht immer wird ferner dieses Ferment mit gleicher Stärke wirksam sein. Im Organismus wechseln Zeiten des Ueberflusses an Kohlehydraten mit Zeiten des Mangels. In ersteren wird Glykogen gebildet, in letzteren verbraucht. Vielleicht ist in jenen die Wirksamkeit des Fermentes eine schwächere als in diesen? Man weiss ferner, dass unter dem Einfluss bestimmter Eingriffe: Piqure, Fesselung, Exstirpation des Pankreas u. s. w., Glykogen mit besonderer Schnelligkeit aus der Leber verschwindet und Zucker im Harn erscheint. Spielt auch bei diesen Processen das Ferment eine Rolle?

Beschränken wir uns auf die Beantwortung der ersten Frage. Dastre[2]), der früher die Anwesenheit eines diastatischen Fermentes in der blutfreien Leber leugnete, sich aber neuerdings in Versuchen, die er zusammen mit Permilleux ausführte, von der Anwesenheit eines solchen überzeugt hat, nimmt an, dass es an dem Orte seiner Wirksamkeit, nämlich in den Leberzellen, entsteht. Im Leben werde es in dem Maasse, als es entsteht, auch wieder verbraucht. Nur durch besondere Eingriffe (Dastre setzt die Leber Chloroformdämpfen aus) werde seine Zerstörung verhindert, und so erst werde es der weiteren Untersuchung zugängig. Im Leben sei die chemische Wirkung, die es ausübt, mit dem physiologischen Act oder dem Lebensvorgang seiner Bildung so eng verknüpft, dass man beide nicht unterscheiden kann. Klarer und bestimmter ist die kürzlich von Pflüger[3]) entwickelte Anschauung: „Wie wir uns die Diastase der Speicheldrüsen und des Pankreas in den Zellen der letzteren gebildet denken, so werden wir die Leberdiastase als Product der Leberzelle betrachten." Das Ferment entstehe als ein

1) F. W. Pavy, The Journ. of physiol. vol. 22 p. 391. 1897. — M. Bial, Arch. f. Physiol. 1901 S. 249.

2) Compt. rend. Soc. d. Biologie t. 53 p. 34, 32.

3) Dieses Archiv Bd. 96 S. 302 u. 316. 1903.

Zersetzungsproduct des Protoplasmas unter dem Einfluss von specifischen Reizen, welche den Leberzellen auf den Bahnen des Nervus splanchnicus zugeführt werden. Die Zuckerbildung in der Leber sei durch einen echten Lebensprocess bedingt, insofern als der letztere das Ferment liefert.

Es lässt sich auch eine andere Ansicht vertreten. Wenn wir gezwungen sein sollen, die Bildung eines Productes in ein bestimmtes Organ zu verlegen, so muss es für dieses Organ charakteristisch sein, etwa wie die Gallensäuren oder der Gallenfarbstoff für die Leber, die Salzsäure und das Pepsin für die Magendrüsen, das Adrenalin für die Nebennieren, das Jodothyrin für die Schilddrüse u. A. m. Anders liegt aber die Sache für die Diastase. Sie finden wir ausnahmslos in allen Organen; sie ist möglicher Weise ein Zellproduct, das in den verschiedenen Organen mit annähernd gleicher Stärke entsteht. Aus den Zellen, so kann man sich vorstellen, gelangt sie in die Lymphe und das Blut und wird durch dieses im Organismus zunächst gleichförmig verbreitet. Die Speicheldrüsen sammeln vielleicht nur die Diastase, ähnlich wie z. B. die Niere den Harnstoff oder das in die Blutbahn injicirte indigschwefelsaure Natrium, und scheiden es unter dem Einfluss der betreffenden Reize in concentrirter Lösung wieder aus[1]). Wenn man ferner sieht, dass unter gewissen Bedingungen das in der Leber oder im Muskel abgelagerte Glykogen bald in grösserem, bald in geringerem Umfange in Lösung übergeführt wird, um dem Orte des Verbrauchs zugeführt zu werden, so wird man freilich erwarten, dass der Stoff, der die Lösung vermittelt, nämlich das Ferment, in der Leber oder dem Muskel mit wechselnder Stärke wirksam sein kann. Dazu ist aber nicht nothwendig, dass, wie Pflüger annimmt, je nach den Verhältnissen mehr oder weniger Ferment in den Zellen des betreffenden Organs gebildet wird. Nach einer von Röhmann und Bial[2]) aufgestellten Hypothese kann auch der Zutritt des Fermentes zu der Leber (oder dem Muskel) durch eine Art secretorischer Function der Blutcapillaren regulirt werden. Unter dem Einfluss wechselnder Reize, welche die Blutcapillaren treffen, könnten wechselnde Mengen von Ferment zu den Leberzellen dringen und hier das Glykogen auflösen.

Diese Hypothese entstand auf Grund der Beobachtung, dass

---

1) Vgl. v. Wittich, dieses Archiv Bd. 3 S. 343. 1870.
2) Dies Arch. Bd. 55 S. 469. 1893.

Heidenhain's Lymphagoga der ersten Reihe ähnlich, wie sie mit der Steigerung des Lymphstromes eine Zunahme des Trockenrückstandes bewirken, zugleich auch die diastatische Wirkung der Lymphe steigern. Sie stützt sich auf die von Heidenhain vertretene Anschauung über die Lymphbildung.

Gegen diese von Röhmann und Bial aufgestellte Hypothese lässt sich aber einwenden, dass die von ihnen beobachtete Wirkung der Lymphagoga sich auch durch die Annahme erklären lässt, dass die betreffenden Stoffe nicht als Reiz auf die Blutcapillaren, sondern als Reiz auf die Leberzellen wirken. Wird von diesen, entsprechend der Pflüger'schen Anschauung, unter dem Einfluss des Reizes mehr Ferment abgesondert, so wird auch mehr davon in die Lymphe übergehen.

In dem Falle, dass die Röhmann-Bial'sche Hypothese richtig ist, muss das Blut- und Leberferment dasselbe sein, im anderen Falle kann Gleichheit ebenfalls herrschen, es wäre aber auch möglich, dass das Leberferment andere Eigenschaften als das Blutferment zeigte. In beiden Fällen können, Gleichheit beider Fermente in Bezug auf die Art ihrer Wirksamkeit vorausgesetzt, Unterschiede in der Stärke ihrer Wirksamkeit bestehen, welche für die Auffassung der Vorgänge in der Leber von Bedeutung werden könnten.

Es sind demnach vor allem Anderen zunächst folgende Fragen zu entscheiden:

1. Ist das zuckerbildende Ferment der Leber nach der Art seiner Wirkung dasselbe wie das des Blutes?

2) Wenn sich in der Art der Wirkung kein Unterschied zwischen beiden Fermenten erkennen lässt, wie verhält sich die Stärke des zuckerbildenden Fermentes in der Leber im Vergleich zu der des Blutes?

Um eine Antwort auf die erste Frage zu erhalten, wurden im Folgenden die Angaben über die in der Leber nach dem Tode enthaltenen Spaltungsproducte des Glykogens einer kritischen Betrachtung unterzogen und durch eine Anzahl eigener Beobachtungen ergänzt. Denn wenn die postmortale Zuckerbildung in der Leber, wie wir annehmen, auf der Anwesenheit eines Fermentes beruht, so wird es durch diejenigen Producte charakterisirt, welche sich in der Leber nach dem Tode aus Glykogen bilden.

Des Weiteren wurden die Producte betrachtet, welche unter dem Einfluss von bakterienfreien Extracten der blutfreien Leber aus Glykogen, Stärke und Maltose entstehen, und mit denen verglichen, welche das Ferment des Blutes unter ähnlichen Bedingungen bildet.

Endlich wurden beide Fermente verglichen in Bezug auf ihr **Verhalten zu Alkohol und Wärme.**

I. Vergleich des zuckerbildenden Fermentes der Leber und des Blutes in Bezug auf die Art ihrer Wirkung.

A. Ueber die in der Leber nach dem Tode enthaltenen Spaltungsproducte des Glykogens.

a) Der Zucker der Leber.

Cl. Bernard[1] stellte bekanntlich die Bildung des Zuckers aus Glykogen in der Leber in vollkommene Parallele mit der Bildung des Zuckers aus Stärke in der keimenden Gerste. Beide seien nicht nur bedingt durch ein Ferment: die Diastase, sondern es entständen hier wie dort die gleichen Producte: Dextrin und Glykose. Nun war aber schon um die Zeit, als Cl. Bernard seine ersten Beobachtungen über die Zuckerbildung in der Leber machte, von Dubrunfaut[2] nachgewiesen worden, dass der Zucker, welcher durch Diastase aus Stärke entsteht, nicht Glykose, sondern ein von dieser verschiedener Zucker ist. Diese Entdeckung war aber nicht beachtet worden, lautete doch der Titel der ersten Mittheilung Dubrunfaut's: „Note sur le Glucose", und erst O. Sullivan[3] und E. Schulze[4] brachten sie wieder zu Ehren. Es wurde dann von Seegen[5] darauf hingewiesen, dass bei der Einwirkung von Speichel- und Pankreasextract auf Glykogen das erzielte Reductionsvermögen der Lösung geringer ist, als es sein müsste, wenn nach der bis dahin herrschenden Annahme Glykogen vollkommen in Traubenzucker umgewandelt worden wäre. Dies wurde von Nasse bestätigt[6], der besonders auch auf Grund des negativen Ausfalls der Reaction mit Barfoed'schem Reagens hervorhob, dass der vom Speichel gebildete Zucker nicht Traubenzucker sein könne, und neben

---

1) Vgl. Compt. rend. t. 85 p. 519. 1877.
2) Ann. Chim. Phys. [3] t. 21 p. 173. 1847.
3) Ref. Ber. d. deutsch. chem. Gesellsch. Bd. 5 S. 485. 1872.
4) Ebenda Bd. 7 S. 1047. 1874.
5) Centralbl. f. med. Wissensch. Bd. 14 S. 850. 1876.
6) Dieses Archiv Bd. 14 S. 473. 1877.

diesem Zucker auch Achroodextrin fand. Isolirt wurde dieser
Zucker von Musculus und v. Mering[1]) und mit Maltose identificirt. Die Stärke und das Glykogen werden also nicht nur durch
die Diastase der Gerste, sondern auch durch die des Speichels und
des Pankreas in Maltose und Dextrin gespalten. In allen
diesen Fällen fanden Musculus und v. Mering neben der Maltose
auch geringe Mengen von Traubenzucker.

Ist nun der Zucker, welcher durch das Leberferment aus dem
Glykogen gebildet wird, Maltose oder Dextrose? Nasse[2]) hatte
gefunden, dass die todtenstarre Leber Traubenzucker enthält, oder
vorsichtiger gesagt: „eine Zuckerart, deren Reductionsvermögen durch
Erhitzen mit Schwefelsäure nicht weiter verändert wird". Seegen[3])
dialysirte Leberextracte, fällte aus dem Alkoholextract des Dialysats
den Zucker als Zuckerkali und fand, dass das Verhältniss von Reduction und Polarisation des Zuckers ebenso wie die Menge von
Kohlensäure, die sich bei der Hefegährung entwickelt, der Annahme,
dass der vorhandene Zucker Traubenzucker ist, entspricht. Aber
erst E. Külz[4]) stellte aus der Leber grössere Mengen von Traubenzucker als Traubenzucker-Chlornatrium dar, den er durch Polarisation
und Drehung identificirte. Die zur Isolirung benutzte Methode hat
er nicht mitgetheilt.

Die Anwesenheit von Traubenzucker in der Leber wurde von
Musculus und v. Mering bestätigt. Sie geben an, dass sie in
zwei Lebern vom Hunde ein bis zwei Stunden nach dem Tode mehrere
Gramm Traubenzucker durch Bestimmung von Drehung, Reduction
und Gährung haben nachweisen können. Zugleich sei ihnen aber
auch in beiden Fällen der sichere Nachweis von Maltose gelungen.
Und obgleich sie die Anwesenheit von Dextrin in der Leber nicht
mit Sicherheit demonstriren konnten, so vermutheten sie doch, dass
es gelingen würde, in der todtenstarren Leber Dextrin aufzufinden.
„Wie Speichel, Diastas und Pankreasferment, so wird auch das Leberferment aus Glykogen ausser Maltose und Traubenzucker Dextrin
bilden." Die Versuche, auf die sich diese Angaben stützen, sind
von Musculus und v. Mering nicht veröffentlicht worden. Beide
Autoren halten also an der Aehnlichkeit zwischen dem Verzuckerungs-

---

1) Zeitschrift f. physiol. Chem. Bd. 2 S. 403. 1878/1879.
2) Dieses Archiv Bd. 14 S. 479. 1877.
3) Dieses Archiv Bd. 19 S. 123. 1879. — Bd. 22 S. 206. 1880.
4) Dieses Archiv Bd. 24 S. 52. 1881.

process in der Leber einerseits und der Wirkung der verschiedenen Diastasen andererseits fest, obgleich doch schon aus ihren kurzen Mittheilungen hervorgeht, dass ein wesentlicher Unterschied zwischen beiden insofern besteht, als in der Leber anscheinend überwiegend Dextrose, unter dem Einfluss des Speichels des Pankreas und der Malzdiastase überwiegend Maltose entsteht. Die Angaben von Musculus und v. Mering über das Vorkommen von Maltose in der Leber haben wiederholt Beachtung gefunden. Ein überzeugender Beweis für ihre Richtigkeit ist aber bisher nicht erbracht worden.

R. H. Chittenden und Alex. Lambert[1]) glaubten auf die Anwesenheit von Maltose daraus schliessen zu können, dass das Reductionsvermögen von Leberextracten, welche den Zucker enthielten, in vielen Fällen beim Kochen mit Säuren zunimmt. Dasselbe beobachtete auch F. W. Pavy[2]). Dies kann aber nicht als ein Beweis für die Anwesenheit von Maltose gelten, denn auch bei Anwesenheit von Dextrin und anderen Substanzen würde das Reductionsvermögen beim Kochen mit Säuren zunehmen.

Der Nachweis von Maltose und von Isomaltose, jener der Maltose ähnlichen Zuckerart, welche nach den Versuchen von Külz und Vogel[3]) bei Einwirkung der Diastase des Malzes, des Speichels und des Pankreasfermentes auf Stärke und Glykogen neben der Maltose sich bildet und nach Beobachtungen von Röhmann[4]) auch bei der Einwirkung des Blutserums auf Stärke entsteht, muss sich mit Hülfe der Osazone führen lassen. Das Glykosazon, welches beim Erhitzen von Traubenzucker mit essigsaurem Phenylhydrazin entsteht, hat eine andere Zusammensetzung, andere Löslichkeit und Krystallform als das unter gleichen Bedingungen entstehende Osazon der Maltose und Isomaltose. Glykosazon enthält 15,6 % Stickstoff, Maltosazon und Isomaltosazon 10,7 %. Glykosazon ist in kochendem Wasser fast unlöslich, es scheidet sich in Nadeln ab, die in ganz charakteristischer Weise sich unter einem bestimmten Winkel zu Garben zusammenlegen. Das Maltosazon löst sich in 75 Theilen heissen Wassers, es scheidet sich beim Erkalten „in gelben nicht zu Aggregaten vereinigten Nadeln" oder in dünnen, schwefelgelben, gekreuzten oder mit der Fläche an einander gelagerten, zu Rosetten

1) Jahresber. f. Thierchemie Bd. 15 S. 309. 1885.
2) Physiologie der Kohlehydrate S. 132. Wien 1895.
3) Zeitschr. f. Biol. Bd. 31 S. 117. 1895.
4) Dieses Archiv Bd. 60 S. 26. 1895.

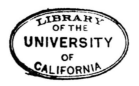

angeordneten Plättchen aus. Das Isomaltosazon ist ebenfalls in
heissem Wasser ziemlich leicht löslich und scheidet sich beim Erkalten
als gelber, flockiger Niederschlag ab, welcher aus äusserst feinen,
meist zu kugeligen Aggregaten vereinigten, biegsamen Nadeln besteht.

Zum Nachweis von Maltose sind denn auch die aus der Leber
zu gewinnenden Osazone bereits von A. Panormow[1]) benutzt
worden, der aus seinen Versuchen schliesst, „dass die Verbindung
des Leberzuckers mit Phenylhydrazin mit dem des Traubenzuckers
identisch ist. Es entsteht gar keine Maltose in der Leber, sondern
nur Traubenzucker". Dem widerspricht aber eine zweite Angabe
desselben Autors[2]), nach welcher „in der Leber nicht Traubenzucker
allein, sondern vielleicht eine Mischung von Traubenzucker mit
Dextrin oder von Traubenzucker mit Maltose oder schliesslich nur
eine einzige besondere Zuckerart sich findet, die einen anderen
Drehungswinkel als die Maltose und auch ein anderes Reductionsvermögen besitzt".

Angaben über das Vorkommen von Maltose in der Leber nach
dem Tode machen auch R. Lépine und Boulud[3]) auf Grund der
Untersuchung der Osazone.

Mir wurden von Herrn Professor Röhmann eine Reihe von
Beobachtungen zur Veröffentlichung überlassen, die er vor längerer
Zeit mit dem inzwischen leider verstorbenen Herrn Dr. W. Spitzer
ausgeführt hat.

Zur Darstellung der Osazone war folgendermaassen
verfahren worden. Die Lebern von Hunden, die theils durch Halsschnitt, theils durch Genickstich getödtet worden waren, wurden in
verschiedener Zeit nach dem Tode in den einen Fällen nach vorheriger
Zerkleinerung in der Fleischmaschine, in anderen Fällen nach Unter-
bindung der Pfortader und Hohlvene unzerkleinert in das Mehrfache
ihres Volumens siedenden Wassers geworfen, dann zerquetscht und
wiederholt mit Wasser ausgekocht. Die vereinigten Wasserextracte
wurden im Vacuum auf ein kleines Volum eingedampft und mit dem
mehrfachen Volumen Alkohol gefällt. Die Alkoholextracte, welche
neben Traubenzucker und Maltose auch die im wasserhaltigen Alkohol
leichter löslichen Dextrine enthalten mussten, wurden im Vacuum
eingeengt, zur Entfernung des Alkohols eine Zeit lang auf dem Wasser-

---

1) Jahresber. f. Thierchemie Bd. 17 S. 304. 1887.
2) Ebenda S. 306.
3) Compt. rend. Soc. d. Biol. t. 53 p. 1061.

bade mit Wasser erwärmt und durch Schütteln mit Aether von Fett und Anderem befreit. Die Lösung wurde auf dem Wasserbade erwärmt, bis der Aether entwichen war, und auf ein bestimmtes Volumen aufgefüllt. Es wurde das Reductionsvermögen der Lösung mit Knapp'scher Lösung bestimmt und der Zucker als Traubenzucker berechnet. Auf ein Theil Zucker wurden dann zwei Theile salzsauren Phenylhydrazins und drei Theile essigsauren Natriums hinzugefügt. Dann wurde 1 1/2 Stunden im kochenden Wasserbade erhitzt, nach völligem Erkalten das Osazon abfiltrirt, mit Wasser bezw. mit Alkohol und Aether gewaschen und der Stickstoff nach Dumas bestimmt.

Osazone des Zuckers aus der Leber vom Hunde.

Datum 1893	Ges.-Menge des „Zuckers" g	Ausbeute von Osazon g	N-Gehalt des Osazons %	Bemerkungen
8. Mai	4,1	c. 5	15,31	Tod durch Schlag auf den Kopf und Halsschnitt Leber bald nach d. Tode in sied. Wasser
27. Juni	4,3	3,7	Fr. I — Fr. II 15,46	Tod durch Halsschnitt, Leber nach 15 Minuten verarbeitet
6. Juni	3,0	c. 2,3	15,18	Tod durch Genickstich, Leber nach 5 Minuten verarbeitet
2. Juni	3,0	2,5	15,66	Tod durch Genickstich, Leber nach etwa 30 Min. verarbeitet
16. März	5,9	c. 6	Fr. I — Fr. II 15,84 (Fr. III 16,22)	Tod durch Genickstich, Leber nach 30 Minuten verarbeitet
4. Juli	3,0	3,3	14,86	Tod durch Halsschnitt, Leber nach 15 Minuten verarbeitet
15. Juni	1,7	0,99	14,59	Tod durch Genickstich, Leber unmittelbar verarbeitet
28. Mai	5,5	6,5	14,53	Tod durch Genickstich, Leber nach 30 Minuten verarbeitet
13. Juni	3,2	c. 3,5	13,90	Tod durch Genickstich, Leber nach 15 Minuten verarbeitet
10. März	1,4	c. 1,2	Fr. I 15,06 Fr. II 11,07	Tod durch Genickstich

Wie die Tabelle zeigt, hatte das Osazon, das aus der Leber des Hundes gewonnen wurde, in einer Reihe von Fällen den Stickstoffgehalt des Glykosazons, in anderen Fällen einen geringeren. In den ersteren ist der Zucker der Leber sicherlich fast in seiner ganzen Menge Traubenzucker gewesen, von etwa vorhandener Maltose oder Isomaltose hätten sich nur soviel der Bestimmung entziehen können, als ihrer Löslichkeit in der Mutterlauge des Glykosazons und den Waschwässern entspricht. Im Versuch vom 8. Mai wurde überdies festgestellt, dass das Reductionsvermögen des zur Darstellung des Osazons benutzten Extractes nach dem Kochen mit Säuren keine Zunahme erfahren hatte.

In Uebereinstimmung hiermit steht die Untersuchung von Osazonen, die in der Tabelle nicht aufgeführt sind und aus verschiedenen Hundelebern erhalten und vereinigt worden waren. Sie wurden zuerst mit Wasser ausgekocht, wobei eine so geringe Menge in Lösung ging, dass eine weitere Untersuchung der gelösten Substanz nicht ausgeführt werden konnte. Dann wurde mit 60% Alkohol ausgekocht. Aus der Lösung schied sich beim Erkalten ein Niederschlag ab, der 15,75% Stickstoff enthielt. Der ungelöste Theil wurde mit 94% Alkohol gekocht, ungelöst blieb etwa 1 g mit einem Stickstoffgehalt von 15,04%. Diese Osazone bestanden also sicherlich nur aus Glykosazon.

In denjenigen der oben angeführten Versuche, bei denen der Stickstoffgehalt des Osazons niedriger gefunden wurde, konnten dem Glykosazon Maltosazon und Isomaltozon beigemengt sein. Es liegt aber auch die Möglichkeit vor, dass mit diesen Osazonen zugleich Dextrine mit niedergerissen worden waren (vgl. S. 21).

Die Anwesenheit eines leichter löslichen Osazons von niedrigerem Stickstoffgehalt liess sich mit Sicherheit feststellen im Versuch vom 10. März 1893. Hier schied sich beim Erhitzen der mit essigsaurem Phenylhydrazin versetzten Flüssigkeit zuerst ein unlösliches Osazon mit 15,06% Stickstoff aus und aus dem Filtrat desselben beim Einengen eine zweite Fraction mit 11,07% Stickstoff. Ihre Menge war aber so gering, dass sie nur zur Stickstoffbestimmung ausreichte.

Nachweisbar waren leichter lösliche Osazone auch in den Versuchen vom 4. Juli, 15. Juni und 28. Mai, wo die Osazone (im Ganzen 6 g), vereinigt, ein Mal mit 50 ccm, dann zwei Mal mit 25 ccm absoluten Alkokols ausgekocht wurden. Die vereinigten Alkoholextracte wurden abgedampft und mit wenig Wasser extrahirt. Hierbei löste sich ein allerdings nur kleiner Theil unter brauner Färbung der Lösung, beim Erkalten schied sich eine geringe Menge eines undeutlich krystallinischen gelben Niederschlages ab, und auch in Lösung blieb noch eine geringe Menge Substanz.

Auch in dem Osazon vom 13. Juni waren lösliche Osazone mit niedrigerem Stickstoffgehalt dem Glykosazon beigemengt. Es wurde mit kaltem Alkohol behandelt. Hierbei gingen 0,4 g in Lösung, aus denen nur harzige Massen erhalten wurden. Der Stickstoffgehalt des Osazons stieg hierbei auf 14,2 %, 2,5 g desselben wurden mit 40 ccm 94 %igen Alkohols gekocht, der Alkohol auf ein kleines Volum eingedampft und auf Eis gestellt. Die nicht verschmierte Substanz, in einer Menge von 0,4 g, war gelb, nur stellenweise etwas bräunlich, und enthielt 14,01 % Stickstoff. Die Erniedrigung des Stickstoffgehaltes war also nicht durch Beimengung von Dextrin bedingt, da dieses in Alkohol unlöslich ist, sondern vermuthlich durch Maltosazon oder Isomaltosazon.

Es sei endlich die Untersuchung von Osazonen erwähnt, die aus der Leber eines Kalbes gewonnen worden war. Es waren 3,44 g mit einem Stickstoffgehalt von 11,94 %. Diese wurden mit 50 ccm 94 %igen Alkohol gekocht; unlöslich blieben 2,34 g mit einem Stickstoffgehalt von 15,10 %. Aus der alkoholischen Lösung schied sich beim Einengen eine Fraction von 0,276 g mit einem Stickstoffgehalt von 12,86 % ab.

Aus diesen Beobachtungen ist Folgendes zu entnehmen:

1. In gewissen Fällen enthält die Leber Maltose und Isomaltose wenn überhaupt, so doch in so geringen Mengen, dass ihr Nachweis nach den im Vorstehenden angewandten, doch recht empfindlichen Methoden nicht möglich war. Der Leberzucker ist in diesen Fällen ausschliesslich oder fast ausschliesslich Traubenzucker.

2. In anderen Fällen erhält man aus der Leber Osazone von einem Stickstoffgehalt, der niedriger ist als der des Glykosazons, ein Theil der Osazone löst sich beim Erwärmen in Wasser. Dies deutet darauf hin, dass neben Traubenzucker noch Maltose und Isomaltose, aber auch hier nur in geringen Mengen, vorhanden sind.

b) Ueber das Vorkommen von Dextrinen in der Leber.

Nach einem Citat von Limpricht[1]) hat Sanson Dextrin ausser in Milz, Niere, Lunge, Muskeln und Blut auch in der Leber nachgewiesen. Limpricht selbst fand es bei einem Pferde, welches einige Stunden vor dem Schlachten gut mit Hafer gefüttert worden war, in grossen Mengen anstatt Glykogen. Er erwähnt dies im Zusammenhang mit seinen Untersuchungen über das Vorkommen von Dextrin in den Muskeln des Pferdes. Da er von diesem an-

---

1) Ann. d. Chem. Bd. 133 S. 293. 1865.

gibt, dass es sich mit Jodjodkalium rothviolett färbte, wird man dies auch von seinem Leberdextrin annehmen müssen. Diese Angabe über das Verhalten des Dextrins zu Jod erscheint aber auffallend. Das Glykogen färbt sich mit Jod braun, niemals hat es einen blauen Farbenton. Die Dextringemische, die sich bei Einwirkung eines diastatischen Fermentes aus dem Glykogen bilden, färben sich anfangs mit Jod auch noch braun, dann gelb, dann verschwindet die Jodfärbung, und es entstehen Achroodextrine. Ein rothviolettes Dextrin bildet sich nicht. Es ist aber nicht unmöglich, dass die Leber des betreffenden Pferdes ebenso wie die Muskeln in Folge der reichlichen Haferfütterung geringe Mengen löslicher Stärke enthielt. Ein Gemisch von Glykogen und löslicher Stärke färbt sich ebenso, wie dies Röhmann[1]) für ein Gemisch von „Porphyrodextrin" und löslicher Stärke angegeben hat, mit Jod blauroth, d. h. gibt die Färbung des Erythrodextrins. Die Angaben von Limpricht können also nicht als Beweis für das Vorkommen von Dextrin in der Leber betrachtet werden.

In anderen Fällen, in denen Dextrin in der Leber gefunden wurde, konnte dasselbe mit grösster Wahrscheinlichkeit durch die Wirkung von Bakterien entstanden sein. So in älteren Versuchen von I. Seegen und F. Kratschmer[2]), wo Dextrin in Lebern gefunden wurde, welche ohne Zusatz eines Antisepticums vor der Untersuchung zwei bis drei Tage mit kaltem Wasser in Berührung gewesen waren. Ferner in Versuchen von Noël Paton[3]), welcher angibt, dass Dextrin und Maltose in den ersten Stunden nach dem Tode fehlen, dass aber Dextrin in Lebern, die 8—10 Stunden in 0,75 %iger Kochsalzlösung bei 37—40° gelegen haben, nachweisbar ist.

Auch gegen die weiteren Angaben wird man Bedenken nicht unterdrücken können. Wenn R. Böhm und F. A. Hoffmann[4]) Dextrin niemals in Leberstücken fanden, die sie sofort nach dem Tode untersuchten, wohl aber in einer Leber, die 24 Stunden nach dem Tode gelegen hatte, und ihnen in dieser die starksaure Reaction des Organs auffiel, so wird man auch hier an eine Wirkung von Bakterien denken können. Nicht ausgeschlossen ist eine solche

---

1) Ber. d. deutsch. chem. Gesellsch. Bd. 25 S. 3654. 1892.
2) Dieses Archiv Bd. 22 S. 206. 1880.
3) Philosophical Transactions vol. 185 B. p. 233. 1894.
4) Dieses Archiv Bd. 23 S. 205. 1880.

auch in neueren Versuchen von Seegen[1]), in welchen nachgewiesen wurde, dass 18—20 Stunden nach dem Tode in der Leber eines Kalbes Substanzen enthalten sind, welche sich durch Alkohol schwerer als Glykogen fällen lassen und beim Kochen mit Säuren reducirende, mit Hefe völlig vergährende Körper liefern.

Man kann auf Grund dieser Beobachtungen günstigen Falles nur sagen, dass anscheinend in den späteren Stadien der Zuckerbildung durch das Leberferment entstandene Dextrine in der Leber vorhanden sind; mit Sicherheit ist dies aber nicht bewiesen.

In der ersten Zeit nach dem Tode, in welcher bekanntlich die Intensität der Zuckerbildung am stärksten ist, findet sich in der Leber also nur Traubenzucker, von Maltose und Isomaltose lassen sich nur sehr geringe Mengen und auch diese nicht in allen Fällen nachweisen. Dextrine sind bisher noch nicht gefunden worden. In einer späteren Zeit scheinen sich neben dem Traubenzucker grössere Mengen von Dextrinen anzuhäufen. Doch müsste dies noch durch weitere Versuche festgestellt werden, ebenso, wie noch untersucht werden müsste, ob sich nicht zu dieser Zeit neben dem Traubenzucker auch etwas grössere Mengen von Maltose und Isomaltose finden.

Aus der Thatsache, dass sich in der Leber nach dem Tode Traubenzucker findet, zog bereits M. Bial[2]) den Schluss, dass das zuckerbildende Ferment der Leber nicht eine Amylase ist, wie wir sie im Speichel u. A. finden; denn diese spaltet das Glykogen in Achroodextrine und Maltose. Wir können es in der Leber nur mit der Wirkung eines Fermentes zu thun haben, welches, ähnlich dem des Blutfermentes, aus Stärke und Glykogen Traubenzucker und Dextrine bildet.

B. Ueber die Wirkung aseptischer Leberextracte auf Glykogen, Stärke und Maltose.

Durch die Untersuchung der Leber selbst erhält man zwar die Producte, welche aus dem Glykogen anscheinend unter den natürlichsten Bedingungen ohne das Dazwischentreten eines äusseren Eingriffes entstehen. Aber die Menge der Zersetzungsproducte ist eine verhältnissmässig geringe. Nur in der ersten Zeit nach dem Tode geht die Zuckerbildung schnell vor sich, bald wird sie langsamer und

---

1) Centralbl. f. Physiol. Bd. 12 S. 505. 1898.
2) Dieses Archiv Bd. 55 S. 449. 1893.

hört zu einer Zeit auf, wo noch der grösste Theil des Glykogens unverändert ist und man schon nicht mehr sagen kann, ob die weitere Umwandlung des Glykogens durch die allmählich zur Entwicklung gelangten Mikroorganismen bedingt ist.

Günstigere Bedingungen für die Untersuchung der Fermentationsproducte erhält man, wenn man das Lebergewebe unter Zusatz von Wasser digerirt.

Sollen diese Versuche einwandsfrei sein, so muss aus der Leber vor der Digestion das Blut entfernt und der Leberextract gegen die Entwicklung von Bakterien geschützt werden. Die Entfernung des Blutes ist durchaus nothwendig. Denn das zuckerbildende Ferment des Blutes ist keineswegs so schwach, dass die Wirkung der Blutreste vernachlässigt werden könnte, welche in der Leber, selbst des durch Halsschnitt getödteten Thieres, zurückbleiben. Man hat also die Leber von der Pfortader aus zu durchspülen, bis das Wasser aus den Lebervenen farblos abfliesst. Zu lange darf man aber das Ausspülen nicht fortsetzen, da man sonst, worauf bereits v. Wittich[1]) aufmerksam macht, Gefahr läuft, dass das Ferment aus der Leber in die Waschflüssigkeit diffundirt und so der Fermentgehalt der Leber kleiner erscheint, als er wirklich ist.

Als ein Mittel, welches geeignet ist, rein chemische Fermentwirkungen von solchen Fermentwirkungen zu unterscheiden, die an das Leben zelliger Gebilde geknüpft sind, wurde von Müntz[2]) zuerst das Chloroform empfohlen. Aehnlich in seiner Wirkung ist das Fluornatrium, auch dieses zerstört die Lebensthätigkeit der Zellen, lässt aber die Wirkung der Enzyme bestehen. In Wasserextracten, welche man unter Zusatz dieser Stoffe aus der Leber herstellt, wird nicht nur nach O. Nasse[3]) und E. Salkowski[4]) das Glykogen, welches in der Leber enthalten ist, vollständig in Zucker umgewandelt, es wird ausser Glykogen auch Stärke, die man mit dem Extracte vermischt, verzuckert. Besonders bemerkenswerth ist aber die zuerst von O. Nasse gemachte kurze Angabe, dass auch Maltose von Leberextracten gespalten wird.

---

1) Dieses Archiv Bd. 7 S. 28. 1873.
2) Compt. rend. t. 80 p. 1250. 1875.
3) Jahresber. f. Thierchemie Bd. 19 S. 291. 1889.
4) Zeitschr. f. klin. Med. Bd. 17 Suppl. S. 90. 1891. Virchow's Archiv Bd. 136 S. 444. 1894.

Diese Autoren schlossen nun weiter, dass dieses Ferment von den Leberzellen herrühre. Dieser Schluss ist aber, wie auch Salkowski[1]) anerkannte, nicht vollkommen einwandsfrei, da in den erwähnten Versuchen aus den benutzten Lebern das Blut nicht vorher entfernt worden war.

Dass dieses Bedenken nicht unberechtigt ist, ergibt sich aus den widersprechenden Resultaten von E. Dubourg[2]), der etwa um dieselbe Zeit wie E. Salkowski und O. Nasse die Saccharificationswirkung der Leber untersuchte. Er wusch die Leber aus und liess die mit Thymol versetzten Extracte auf Stärke und Maltose einwirken. Er fand dieselben für Stärke nur schwach, für Maltose nicht sicher wirksam, im Gegensatz zur bluthaltigen Leber, welche stark auf Amylum und Maltose einwirkte. Da er nun, wie beiläufig bemerkt sei, bereits vor dem Erscheinen der Arbeit M. Bial's beobachtet hatte, dass Blut Maltose zu spalten vermag, so hielt er es für wahrscheinlich, dass die beobachtete diastatische Wirkung nicht von der Leber, sondern vom Blute ausging.

Die Untersuchungen von E. Dubourg sind aber vielleicht an Lebern gemacht worden, die gar zu gründlich ausgespült worden waren. Denn unzweifelhaft enthält auch die blutfreie Leber die Fermente, welche Stärke, Glykogen und Maltose spalten. Das beweisen die von M. Arthus und A. Huber[3]), sowie die von Christine Tebb[4]) unter L. E. Shores' Mitwirkung ausgeführten Versuche. Erstere erhielten eine sehr starke Zuckerbildung, wenn sie die mit Fluornatriumlösung blutfrei gewaschene Leber zerkleinerten und in 1 %iger Fluornatriumlösung bei 40 ° digerirten. Letztere vermochten mit den durch Chloroform aseptisch erhaltenen Extracten der blutfreien, bei niedriger Temperatur getrockneten Leber Stärke und Glykogen zu verzuckern und Maltose in Traubenzucker überzuführen.

Während sich ferner die anderen Autoren nur damit begnügt hatten, festzustellen, dass Stärke und Glykogen in Leberextracten „verzuckert" werden, stellte Chr. Tebb mit Hülfe der Phenylhydrazinprobe fest, dass der Zucker, welcher bei der aseptischen Digestion der Leberextracte entsteht, Traubenzucker ist. Sie gibt

1) Dieses Archiv Bd. 56 S. 353. 1894.
2) Recherches sur l'amylase de l'urine. Thèses de Paris. Bordeaux 1889.
3) Arch. de Physiol. 1892 p. 657.
4) The Journ. of Physiol. vol. 22 p. 430. 1898.

ferner an, dass in den Frühstadien der Saccharification aus dem
Glykogen Erythrodextrin (? vgl. S. 12) entsteht, wenn auch in so
geringer Menge, dass seine Eigenschaften nicht näher festzustellen
waren. Auch Achroodextrin gewann sie, aber nur mit Eiweiss
verunreinigt. Bei länger fortgesetzter Einwirkung der Leber auf
Stärke und Glykogen verblieb stets eine gewisse Menge Dextrin, das
nicht von den Fermenten angegriffen wurde (Seegen's Dystropo-
dextrin).

Diese Angaben lassen sich durch die folgenden Beobachtungen
erweitern.

Wenn bei der Verzuckerung von Stärke oder Glykogen durch
das Leberferment Dextrin entsteht, so scheint es von Interesse, eine
annähernde Vorstellung von dem Umfange der Verzuckerung zu
erhalten. Zu diesem Zwecke wurde die Leber eines Hundes durch
Ausspülen mit Wasser von Blut befreit und fein gemahlen. 5 g des
Leberbreies werden 24 bezw. 48 Stunden mit 50 ccm 1%iger
Stärke- oder Glykogenlösung unter Zusatz von Thymol digerirt.
Dann wird mit essigsaurem Natrium und Eisenchlorid enteiweisst,
filtrirt, der Niederschlag gewaschen, das Filtrat auf 50 ccm eingeengt
und mit Knapp'scher Lösung titrirt. Es hatten sich gebildet:

Aus 1%iger Stärkelösung nach 24 Stunden . 0,54% Traubenz.
Nach 48 Stunden . . . . 0,73%   „
Aus 1%iger Glykogenlösung nach 24 Stunden 0,66%   „
Nach 48 Stunden . . . . 0,83%   „

Alle Proben enthielten reichlich Glykosazon, die Jodreaction war
nach 24 Stunden verschwunden. In Uebereinstimmung mit den
Beobachtungen von Chr. Tebb ergibt sich, dass Stärke und Glykogen
durch das Leberferment nicht vollständig in Traubenzucker übergeführt werden. Denn beim Kochen mit Säuren können aus 100 g
lufttrockener Stärke 90 g Traubenzucker, und aus 100 g trockenem
Glykogen etwa 110 g Traubenzucker entstehen. Die Reductionswerthe entsprachen etwa denjenigen, welche man bei der Einwirkung
von Blut auf Stärke und Glykogen erhält. Nach M. Bial wird
durch Hundeblutserum in 24 Stunden ein 1%iger Stärkekleister
übergeführt in eine Lösung, deren Reductionsvermögen einer 0,67
bis 0,85%igen Traubenzuckerlösung entspricht. Die Reductionswerthe, welche bei der Einwirkung des Leberferments
auf Stärke und Glykogen erhalten werden, sind also
ebenso wie beim Blute erheblich grösser als die, welche

unter dem Einfluss der Diastase des Speichels entstehen. Denn nach C. Hamburger[1] würde der Reductionswerth
bei Einwirkung von Speichel auf Stärke 0,36% betragen.

Chr. Tebb vermochte ferner nicht zu entscheiden, ob neben
dem Traubenzucker auch Maltose und Isomaltose entstehen. Auch
die Darstellung der Dextrine gelang ihr nur unvollkommen. Es
sei deshalb der folgende Versuch mitgetheilt, in welchem die Producte,
die aus dem Glykogen bei der aseptischen Digestion eines Leber-
extractes vom Hunde entstanden, einer Untersuchung unterworfen
wurden.

Versuch vom 16. April 1903.

Ein Hund wird des Abends reichlich mit Brot und Fleisch gefüttert und
am folgenden Morgen in Morphiumnarkose durch Entbluten aus der Vena femo-
ralis getödtet. Die Leber wird während 15 Minuten von der Pfortader aus durchspült, zerkleinert, mit der Hälfte ihres Gewichtes Wasser versetzt und unter
Umrühren 2 Stunden stehen gelassen. Der flüssige Antheil wird von dem festen
unter Abpressen getrennt. Von dem flüssigen Antheil werden 250 ccm mit 2,5 ccm
einer 10%igen alkoholischen Thymollösung versetzt und 20 Stunden bei 42° C.
digerirt. Die Flüssigkeit reagirt hiernach auf Lackmus sauer. Sie zeigt keine
Spur von Fäulniss. Es haben sich reichliche Mengen von Eiweiss abgeschieden,
die abfiltrirt werden. Das Filtrat gibt mit Jod keine Glykogenreaction.

Es wird mit dem gleichen Volumen Alkohol versetzt. Hierbei entsteht eine
flockige Fällung, welche geringe Mengen rechtsdrehender reducirender Substanzen
enthält, neben Substanzen, die durch Salzsäure und Phosphorwolframsäure fällbar
sind, also nur sehr geringe Mengen durch Eiweissstoffe verunreinigter,
schwerer fällbarer Dextrine[2].

Das Filtrat wird im Vacuum zum dicken Syrup verdunstet und mit Alkohol
ausgekocht. Die Alkoholextracte werden wieder im Vacuum eingedampft und der
in Alkohol unlösliche Theil (1) wiederholt mit Alkohol behandelt. Der Rückstand
des Alkoholextractes wird in Wasser gelöst und mit Alkohol bis zur beginnenden
Fällung versetzt. Der Niederschlag, in Wasser gelöst, gibt mit Gerbsäure reichliche Fällung. Das Filtrat wird mit Alkohol völlig ausgefällt, die Fällung (2)
abfiltrirt, der Alkohol im Vacuum eingeengt und wieder mit Alkohol behandelt.
Es bleibt wieder ein Theil in Alkohol unlöslich (3).

Die in Alkohol unlöslichen Theile (1, 2, 3) werden in Wasser gelöst und mit basisch essigsaurem Blei gefällt, das Filtrat mit Schwefelwasserstoff
vom Schwefelblei befreit, die vom Schwefelblei abfiltrirte Flüssigkeit wird eingedampft und der Syrup mit Alkohol behandelt. Es entsteht eine zähe Masse,
welche sich unter absolutem Alkohol zu einem Pulver zerreiben lässt. Ausbeute:
1,5 g. Die Substanz ist hygroskopisch und klebrig, sie wird in Wasser gelöst,

---

1) Dieses Archiv Bd. 60 S. 8. 1895.
2) Vgl. Chr. Tebb a. a. O. S. 427.

Borchardt.   2

die Lösung wird mit Kohle behandelt und auf 100 ccm aufgefüllt. Proben derselben geben mit Gerbsäure keine Trübung, ebensowenig mit Phosphorwolframsäure; die Substanz ist also vollkommen eiweissfrei. Die Lösung dreht im 1-Deci-
meterrohr 1° 18′, entsprechend 2,5 % Traubenzucker. 10 ccm Fehling'scher
Lösung werden reducirt von 7,6 ccm, entsprechend 0,66 % Traubenzucker. Eine
Probe wird mit essigsaurem Phenylhydrazin erhitzt; es entsteht ein Sediment,
das wenig Glykosazonkrystalle und reichliche Mengen von typischem Maltosazon
und Isomaltosazon enthält.

Die noch übrige Lösung wird wieder eingedampft und mit Alkohol gefällt.
Der Niederschlag wird noch zwei Mal in wenig Wasser gelöst und mit Alkohol
gefällt, dann wieder in Wasser gelöst, mit Kohle entfärbt und auf 50 ccm aufgefüllt. Die Lösung dreht im 2-Decimeterrohr + 2° 33′, entsprechend 2,4 %
Traubenzucker. 5 ccm Fehling'scher Lösung werden reducirt von 4,9 ccm, entsprechend 0,51 % Traubenzucker. Der ganze Rest wird mit essigsaurem Phenylhydrazin erhitzt. Es entsteht ein geringes Sediment, das überwiegend aus grösseren
gelben Kugeln mit undeutlicher krystallinischer Structur und zum kleinen Theil
aus Kugeln von stark lichtbrechenden Nadeln und einigen Garben besteht, also
noch Maltosazon und Isomaltosazon in geringen Mengen und Spuren von Glykosazon enthält. Es wird abfiltrirt, das Filtrat wird mit Kohle behandelt. Vol.
25 ccm, $\alpha = + 1° 8′$.

Der in Alkohol unlösliche Theil enthielt also nicht unbeträchtliche Mengen
von Achroodextrinen, die sich leicht von Eiweissstoffen befreien liessen, aber mit
grosser Hartnäckigkeit Zucker festhielten. Letztere schienen, nach der Krystallform
ihrer Osazone zu urtheilen, vorwiegend Maltose bezw. Isomaltose zu sein.

Der in Alkohol lösliche Theil wird nach Verdunsten des Alkohols in
Wasser gelöst, mit etwas Kohle aufgekocht und auf 100 ccm aufgefüllt.

α im 2-Decimeterrohr + 1° 30′, entsprechend 1,43 % Traubenzucker. 10 ccm
Fehling'scher Lösung werden reducirt von 5,9 ccm, entsprechend 0,85 % Traubenzucker.

80 ccm werden 1½ Stunde mit essigsaurem Phenylhydrazin im kochenden
Wasserbade erhitzt, der reichliche Niederschlag von Glykosazon wird abfiltrirt
und das Filtrat noch eine Zeit lang weiter erhitzt. Beim Abkühlen scheidet sich
ein Niederschlag ab, er wird abfiltrirt und mit Wasser ausgekocht. Nur eine
geringe Menge bleibt ungelöst, aus dem Filtrat scheiden sich kleine gelbe Kugeln
aus, die aus feinen Nadeln bestehen, und amorphe Massen.

Der Alkoholextract enthält also, wie die im Verhältniss zur Reduction starke
Drehung zeigt, Dextrine. Der Zucker ist seiner Hauptmenge nach Traubenzucker,
Maltose und Isomaltose sind nur in sehr geringen Mengen vorhanden.

Bei der Spaltung des Glykogens durch das Leberferment liessen sich in diesem Versuche nach 24
Stunden mit völliger Sicherheit Achroodextrine nachweisen, die theils schwerer, theils leichter durch
Alkohol fällbar waren. Der Zucker war fast ausschliesslich Traubenzucker, neben ihm schienen nur in sehr

geringer Menge Maltose und Isomaltose vorhanden zu sein.

Aus den Versuchen mit aseptischen Extracten der blutfreien Leber ergibt sich also, dass die Producte, welche unter ihrer Wirkung aus Glykogen entstehen, dieselben sind wie die, die sich nach dem Tode in der unverletzten Leber bilden. Der Zucker ist in seiner Hauptmenge Traubenzucker; Maltose und Isomaltose treten hier wie dort vollkommen in den Hintergrund; Dextrine, von denen es nur wahrscheinlich, aber bisher nicht völlig sicher ist, dass sie in der unverletzten Leber entstehen, lassen sich bei der Digestion der Leberextracte ohne Schwierigkeit nachweisen. Da ferner die Umwandlung, welche Stärke, Glykogen und Maltose in den Leberextracten erfahren, nur auf der Wirkung von Enzymen beruhen kann, so ist es im höchsten Grade wahrscheinlich, dass auch die Umwandlung des Glykogens in der unverletzten Leber nach dem Tode ein enzymatischer Process ist. In Bezug auf die gebildeten Producte entspricht diese Fermentwirkung vollkommen derjenigen, welche man nach den Versuchen von Röhmann[1]) bei der Einwirkung des Blutserums auf Stärke beobachtet.

Um diese Aehnlichkeit zwischen der Wirkung des Leberfermentes und des Blutfermentes unmittelbar vor Augen zu führen, seien die folgenden, bisher nicht veröffentlichten Versuche von Herrn Professor Röhmann mitgetheilt, in denen die Producte untersucht wurden, welche bei der Einwirkung von Blutserum auf Glykogen entstehen.

Versuch vom 14. März 1893.

1000 ccm 2,4 %iger Glykogenlösung werden mit 200 ccm Blutserum vom Rinde und 20 ccm 10 %iger alkoholischer Thymollösung drei Stunden in der Wärme digerirt.

Die Flüssigkeit wird mit Salzsäure neutralisirt und durch Aufkochen von Eiweiss befreit. Das Filtrat reagirt auf rothes Lackmoidpapier schwach alkalisch, es opalisirt und färbt sich mit Jod schwach braun. Es wird zum dicken Syrup eingedampft und mit siedendem Methylalkohol extrahirt.

A. Die Fällung wird in Wasser gelöst und mit dem gleichen Volumen 94 %igen Alkohols gefällt, der Niederschlag wird mit 50 %igem Alkohol extrahirt und der Extract mit B vereinigt. Der Niederschlag wird noch einmal in Wasser gelöst und mit Alkohol unter Zusatz einiger Tropfen Chlornatriumlösung wieder gefällt.

---

1) Ber. d. deutsch. chem. Gesellsch. Bd. 25 S. 3654. 1892.

2 *

a) Der Niederschlag wird mit Alkohol und Aether in Pulverform übergeführt. Die Substanz enthält 7,77 % Wasser, 0,86 % Asche, die Lösung ist opalescent, aber die Opalescenz hat einen anderen Charakter wie die des Glykogens; mit Jod färbt sich die Lösung nur ganz schwach braun, sie reducirt alkalische Kupferlösung nicht und erweist sich bei der Prüfung mit Salzsäure und Phosphorwolframsäure als eiweissfrei.

Von einer 2,7 % igen Lösung werden 25 ccm mit 25 ccm Wasser und a) mit 7 ccm, b) mit 10 ccm, c) mit 13 ccm reiner Salzsäure drei Stunden im strömenden Wasserdampf erhitzt. Die Lösungen werden mit Natronlauge neutralisirt und auf 100 ccm aufgefüllt, a) ist sehr wenig gefärbt, b) ist blassgelb, c) gelb. 25 ccm Knapp'scher Lösung (Wirkungswerth 0,052 g Traubenzucker) werden reducirt: a) von 9,6 ccm, b) von 9,2 ccm, c) von 8,4 ccm; b enthält also 0,56 % Traubenzucker; hieraus berechnet sich, dass 100 g trockene Substanz 104 g Traubenzucker liefern, das Drehungsvermögen war $[\alpha]_D + 176,7$. Die Substanz war also ein vermuthlich noch mit sehr geringen Mengen Glykogen verunreinigtes Dextrin.

b) Die alkoholischen Filtrate werden vereinigt, mit einigen Tropfen Kochsalzlösung versetzt und filtrirt. Das Filtrat wird eingedampft und mit Alkohol gefällt. Ausbeute: 3,8 g; 1,27 g werden in 30 ccm Wasser gelöst. Die Lösung entspricht 8,6 % Traubenzucker; nach dem Verdünnen mit dem gleichen Volumen Wasser werden 25 ccm Knapp'scher Lösung von 9,1 ccm reducirt. Die Reduction entspricht also 0,62 % Traubenzucker. Die Lösung gibt mit Salzsäure und Phosphorwolframsäure starke Trübung, mit Millon's Reagens geringen Niederschlag, der sich beim Kochen röthlich färbt, sie enthält also Spuren von Eiweiss. Mit Jod färbt sie sich gelb. 2,5 g werden in 25 ccm Wasser gelöst und mit 1,5 g salzsauren Phenylhydrazins und 2,2 g essigsauren Natriums 1½ Stunden im kochenden Wasserbade erhitzt. Es scheidet sich ein gelber Niederschlag ab, der zum Theil aus gelben amorphen Massen, zum grösseren Theil aus Glykosazonkrystallen besteht. Der Niederschlag wird abgesaugt und mit Wasser gewaschen. Ausbeute: 0,15 g, mit Stickstoffgehalt 12,55 %. Das Filtrat dreht stark rechts.

Diese Fraction bestand aus einem Dextrin, das noch Spuren von Eiweiss enthielt und mit Zucker verunreinigt war. Der Zucker war im Wesentlichen Traubenzucker. Der niedrige Stickstoffgehalt des Osazons kann auf einer Verunreinigung von Glykosazon mit Dextrin beruhen.

B. Methylalkoholextract. Der Rückstand wird in Wasser gelöst, mit Aether geschüttelt und der Aether durch Erwärmen entfernt.

Volumen 50 ccm. Die Lösung dreht entsprechend 19,2 % Traubenzucker. Eine Probe der Lösung wird auf das Zehnfache verdünnt, 25 ccm Knapp'scher Lösung werden von 10,3 ccm reducirt. Das Reductionsvermögen entspricht also 5,5 % Traubenzucker. 42 ccm, entsprechend 2,3 g Zucker, werden mit 4,5 g salzsauren Phenylhydrazins und 7 g essigsauren Natriums erhitzt. Ausbeute: 3,5 g Osazon mit 10,04 % N. Das Filtrat des Osazons wird eingedampft, es gibt nur eine geringe Ausscheidung; ohne dieselbe abzufiltriren, wird mit einem grossen Ueberschuss von absolutem Alkohol und etwas Aether gefällt. Die Fällung wird in 60 ccm Wasser gelöst, sie dreht entsprechend 0,8 % Traubenzucker. Die

Hauptmenge des Achroodextrins ist also mit in den Osazonniederschlag hineingegangen und erklärt seinen niedrigen Stickstoffgehalt.

Auch der Methylalkoholextract enthält neben Zucker reichliche Mengen von Achroodextrin.

Versuch vom 26. April 1893.

40 g Glykogen werden in 2 Liter Wasser gelöst und mit 400 ccm Blutserum vom Rinde und 40 ccm 10%iger alkoholischer Thymollösung in der Wärme digerirt.

I. Die eine Hälfte wird nach drei Stunden unter Anwendung von rothem Lackmoidpapier mit verdünnter Salzsäure neutralisirt und aufgekocht. Das Filtrat reagirt auf blaues Lackmoidpapier neutral, es ist noch stark opalescent, wird auf 80 ccm eingedampft und mit dem doppelten Volum 94%igen Alkohols gefällt. Die Fällung wird mit verdünntem Alkohol (drei Theile Alkohol, ein Theil Wasser) gewaschen.

a) Niederschlag ca. 5 g, ist in Wasser mit starker Opalescenz löslich, gibt mit Salzsäure und Jodkaliumquecksilber keinen Niederschlag, mit Jod eine mahagonibraune Färbung und reducirt nicht. Besteht also überwiegend aus un veränrtem Glykogen.

b) Filtrat und Waschwasser eingedampft. Es bleibt ein Syrup, welcher blaues Lackmuspapier ziemlich stark röthet und mit Methylalkohol in grossem Ueberschuss gefällt wird.

Die Fällung wird mit Methylalkohol und Aether gewaschen und über Schwefelsäure getrocknet. 0,5673 g werden in 50 ccm Wasser gelöst, ungelöst bleibt eine geringe Menge Eiweiss, welche abfiltrirt wird. Auch das Filtrat enthält noch Spuren von Eiweiss. Es dreht entsprechend 1,4% Traubenzucker und reducirt entsprechend 0,13% Traubenzucker, mit Jod färbt es sich gelb. Die Lösung wird mit salzsaurem Phenylhydrazin und essigsaurem Natrium 1½ Stunde im kochenden Wasserbade erhitzt; erst nach längerem Stehen bildet sich ein spärlicher Niederschlag von gelben, aus feinen Nadeln bestehenden, unregelmässigen Sternen. Diese Fraction enthielt also Dextrin, das mit geringen Mengen Zucker verunreinigt war.

Der Rückstand des Filtrats krystallisirt nicht. Seine Lösung ist etwas trübe, sie wird filtrirt. Volumen 100, das Drehungsvermögen entspricht 9,6%, das Reductionsvermögen 2,82% Traubenzucker. Die Lösung wird mit 6 g salzsauren Phenylhydrazins und 9 g essigsauren Natriums im Wasserbade erhitzt. Das sich abscheidende Osazon wird mit Wasser gewaschen und getrocknet. Ausbeute: 1 g mit 13,15% Stickstoff. Nach dem Waschen mit Alkohol und Aether beträgt der Stickstoffgehalt 15,68%. Die vom Osazon abfiltrirte Flüssigkeit wird im Vacuum zum Syrup abgedampft. Bei Zusatz von 96%igen Alkohol fällt nur essigsaures Natrium und Chlornatrium. Das Filtrat hiervon wird verdunstet und der Syrup mit wenig Wasser versetzt. Hierbei scheidet sich eine gelbe gelatinöse Masse aus. (Osazon des Dextrins?) Das Filtrat derselben dreht stark rechts. Auch diese Fraction enthielt Dextrine, von Zucker war nur Trauben zucker nachweisbar.

II. Die andere Hälfte bleibt 48 Stunden im Brutschrank. Sie wird wie oben enteiweisst; das Filtrat ist farblos, opalisirt nicht, auf blauem Lackmoidpapier erzeugt es schwache Rothfärbung, es wird desshalb mit kohlensaurem Kalk, versetzt bis etwas ungelöst bleibt, und auf dem Wasserbade eingedampft. Der Syrup reagirt auf blaues Lackmuspapier sauer, färbt aber rothes Lackmoidpapier blau, er wird mit Methylalkohol gefällt.

A. Fällung. Sie wird mit Methylalkohol gewaschen, Menge ca. 5,8 g. 0,94 g werden unter Erwärmen mit 50 ccm Wasser gelöst. Das Drehungsvermögen entspricht 3% Traubenzucker, das Reductionsvermögen 0,29% Traubenzucker. Beim Erhitzen mit essigsaurem Phenylhydrazin bildet sich bald ein Niederschlag von typischen Glykosazonkrystallen. Aus dem Filtrat desselben scheidet sich beim Erkalten ein reichliches Sediment von meist schlecht ausgebildeten, kleinen, drusigen Massen und einigen kleinen, aber deutlichen Glykosazonkrystallen ab.

Das Filtrat von A wird eingedampft und gibt mit einem grossen Ueberschuss von absolutem Methylalkohol noch ein Mal eine

B. Fällung. 0,53 g in 40 ccm Wasser gelöst, drehen entsprechend 2,5% Traubenzucker und reduciren entsprechend 0,37%. Beim Erhitzen mit essigsaurem Phenylhydrazin scheiden sich typische Glykosazonkrystalle ab, aus dem heissen Filtrat bildet sich beim Abkühlen ein Niederschlag, der sich beim Erhitzen löst und beim Erkalten in kleinen sternförmigen Drusen abscheidet, welche nicht wie Glykosazon aussehen. Auch dieser Niederschlag besteht fast nur aus Dextrin und geringen Mengen von Traubenzucker. Vielleicht enthält er ebenso wie der Niederschlag A auch Spuren von Maltose oder Isomaltose.

C. Die methylalkoholische Lösung wird auf dem Wasserbade zum dicken Syrup eingedampft. Dieser Syrup beginnt am zweiten Tage zu krystallisiren.

a) Die Krystalle werden mit Methylalkohol und dann mit Aether gewaschen. Sie enthalten 13,31% Chlornatrium. (2 $C_6H_{12}O_6 \cdot ClNa + \frac{1}{2} H_2O$ erfordern 13,68% Chlornatrium.) 0,8754 g werden in 9,96 ccm Wasser gelöst. Die Lösung enthält 7,6% Traubenzucker. Sie drehen unmittelbar nach der Lösung im 1-Decimeterrohr entsprechend 13,8%, nach 48 Stunden entsprechend 7,4% Traubenzucker. Die Krystalle erweisen sich hiernach als Traubenzuckerchlornatrium.

b) Die Mutterlauge der Krystalle wird in Wasser gelöst. Volumen 100. Die Lösung dreht entsprechend 9,8% und reducirt entsprechend 4,7% Traubenzucker. Sie wird mit 9,6 g salzsauren Phenylhydrazins und 14,4 g essigsauren Natriums erhitzt. Das Osazon wird abfiltrirt und zunächst nur mit Wasser gewaschen. Ausbeute: etwa 5 g mit einem Stickstoffgehalt von 14,48%. Nach dem Waschen mit Alkoholäther beträgt der Stickstoffgehalt 15,58%. Es ist also Glykosazon. Das Filtrat vom Osazon wird im Vacuum eingeengt und mit absolutem Alkohol gefällt: α) der Niederschlag wird in Wasser gelöst. Volumen 30 dreht entsprechend 3,6% Traubenzucker. Er enthält also neben Chloriden und essigsaurem Natrium noch Dextrin. β) Der Alkohol wird im Vacuum vollkommen verdunstet, der Rückstand mit Wasser versetzt und auf Eis gestellt. Es scheidet sich eine gelbe, gelatinöse Masse aus, in welcher unter dem Mikroskop kleine, gelbe und bräunliche Kügelchen zu sehen sind. Neben dem

Traubenzucker sind also Maltose oder Isomaltose nicht mit Sicherheit nachweisbar.

Als Endproducte der Einwirkung von Blutserum auf Glykogen finden sich auch hier wie bei der Leber Traubenzucker und Achroodextrin. Der erstere wurde ebenso wie in den Stärkeversuchen als Traubenzuckerchlornatrium isolirt und durch Zusammensetzung, durch sein optisches Verhalten und sein Reductionsvermögen identificirt. Maltose und Isomaltose waren jedenfalls nur in äusserst geringen Mengen vorhanden.

In einem früheren Stadium des Saccharificationsprocesses, in dem sich das Dextringemisch noch mit Jod braun färbt, ist der Zucker ebenfalls zum bei Weitem grössten Theil Traubenzucker. Maltose und Isomaltose konnten auch hier nicht nachgewiesen werden. Neben dem Zucker fanden sich in Alkohol leichter und schwerer lösliche Dextrine.

C. Die Wirkung von Extracten der durch Alkohol coagulirten Leber.

Zur Erklärung der saccharificirenden Wirkung des Blutserums nehmen F. Röhmann und C. Hamburger an, dass das Blut zwei Fermente enthält: eine Diastase, welche Stärke und Glykogen in Dextrine, Isomaltose und Maltose spaltet, und eine Maltase, welche gewisse Dextrine und Maltose in Traubenzucker überführt. Da durch das Leberferment aus Stärke und Glykogen dieselben Producte wie durch das Blutserum entstehen und Maltoselösungen gespalten werden, so liegt es nahe, anzunehmen, dass auch in der Leber beide Fermente vorhanden sind.

Die Annahme zweier Fermente im Blute stützt sich u. A. auf die Angabe Bial's, dass der Niederschlag, den man im Blutserum durch Alkohol erzeugen kann, wohl die Fähigkeit besitzt, Stärke in Dextrin und Maltose zu spalten, dass er aber nicht mehr auf Maltose einzuwirken im Stande ist. In ähnlicher Weise hat auch Pugliese[1] für die Diastase der gekeimten Gerste gefunden, dass sie durch Behandlung mit Alkohol die Eigenschaft, Maltose zu spalten, verliert. Aber nicht nur da, wo die Maltasewirkung zusammen mit der Diastasewirkung beobachtet wird, geht erstere unter dem Einfluss des Alkohols

---

[1] Dieses Archiv Bd. 69 S. 115. 1897.

verloren, auch die Maltasewirkung gewisser Hefen wird, wie F. Röhmann[1]) beobachtete, durch Alkohol vernichtet. Dieses Verhalten gegen Alkohol scheint also für Maltase charakteristisch zu sein.

In einigen Versuchen, die zur Nachprüfung der Angaben Bial's mit dem Blutserum vom Rinde unternommen wurden, konnte ihre Richtigkeit bestätigt werden. Als aber dieselben Versuche mit dem Blutserum bezw. Blutplasma vom Hunde ausgeführt wurden, war das Ergebniss ein wechselndes. In einigen Fällen zeigte das durch Alkohol erhaltene „Plasmapulver" keine Einwirkung auf Maltose, in anderen war die Maltasewirkung noch vorhanden, aber sie war erheblich abgeschwächt.

Versuch vom 10. Juli 1903.

5 ccm Oxalatplasma vom Hunde werden $5^1/2$ Stunden unter Zusatz von 1 ccm 10%iger alkoholischer Thymollösung bei 42° C. mit 50 ccm 1%iger Maltoselösung digerirt. Gebildet eine Menge Traubenzucker entsprechend 0,159 g Glykosazon. (In Bezug auf die angewandte Methode s. S. 37.)

Dasselbe Plasma wird mit dem fünffachen Volum 94%igen Alkohols gefällt. Ein Gramm des Plasmapulvers wird in gleicher Weise mit derselben Menge Maltoselösung digerirt. 0,032 g Glykosazon.

Versuch vom 24. Juli 1903.

5 ccm Plasma (0,315 g Trockenrückstand) nach $5^1/2$ Stunden 0,064 g, nach 24 Stunden 0,147 g Glykosazon.

1 g Plasmapulver nach 7 Stunden 0,014, nach 24 Stunden 0,031 g Glykosazon.

Eine Schwächung des Fermentes wurde auch in den folgenden Versuchen beobachtet, in denen das Plasmapulver auf Stärke einwirkte.

Versuch vom 10. Juli 1903.

1 g Plasmapulver wurde mit 50 ccm 1%igen Stärkekleisters unter Zusatz von 1 ccm 10%iger alkoholischer Thymollösung digerirt. Die Flüssigkeit wird hierauf mit 2 g essigsauren Natriums und 2 ccm 30%iger Eisenchloridlösung erhitzt, auf 70 ccm aufgefüllt und filtrirt. Die Lösung enthält nach dem Drehungsvermögen 1,8%, nach dem Reductionsvermögen 0,26% Traubenzucker. Beim Erhitzen mit essigsaurem Phenylhydrazin scheiden sich nur typische Glykosazonkrystalle ab.

Versuch vom 24. Juli 1903.

Ebenso. Nach dem Drehungsvermögen 1,76%, nach dem Reductionsvermögen 0,16% Traubenzucker, kein deutliches Glykosazon, sondern nur ein geringes Sediment, dass zum Theil aus gelben Nadeln besteht, die sich beim Erwärmen lösen.

---

1) Ber. d. deutsch. chem. Gesellsch. Bd. 27 S. 3251. 1894.

Die in diesen Versuchen von 1 g „Plasmapulver" erzielten Reductjonswerthe sind bei Weitem geringer als die Reductionswerthe, welche man mit 5 ccm des ursprünglichen Plasmas erzielen würde. Das Drehungsvermögen, welches von den nicht gespaltenen Dextrinen herrührt, ist ein erheblich grösseres.

Für die Verminderung, welche die Maltasewirkung unter dem Einfluss des Alkohols erfährt, können zwei verschiedene Gründe vorhanden sein: 1. Von einer bestimmten Menge Maltase wird durch Alkohol ein bestimmter Bruchtheil vernichtet; 2. Es gibt eine Form der Maltase, die durch Alkohol zerstört wird, und eine andere, in der sie gegen Alkohol widerstandsfähig ist.

Die erstere Annahme genügt zur Erklärung des verschiedenen Verhaltens von Rinder- und Hundeblut; denn das Plasma des Rindes wirkt, wie sich bereits aus den Beobachtungen Bial's ergibt, schwächer auf Stärke und Maltose als das des Rindes. Weitere Beispiele hierfür sind folgende:

Aus 50 ccm einer Lösung, welche 0,893 % Glykogen enthielt, bildeten:

5 ccm Serum vom Rind nach	5 Stunden	. . . .	0,22 % Zucker
5 „ „ „ Hund „	5 „	. . . .	0,42 % Zucker
5 „ „ „ Rind „	48 „	. . . .	0,59 % Zucker
5 „ „ „ Hund „	48 „	. . . .	0,75 % Zucker

Wenn also in beiden Blutarten durch Alkohol die gleiche absolute Menge Ferment zerstört wird, kann das Blutplasma des Hundes noch eine Wirkung auf Maltose zeigen, während sie beim Rinde verschwunden ist. Es bleibt aber auch die andere Möglichkeit bestehen, dass im Rindsblut die gegen Alkohol widerstandsfähige Form der Maltase fehlt, während sie in dem des Hundes vorhanden ist.

Ueber die Fermentwirkung der durch Alkohol coagulirten Leber liegt eine Reihe von Beobachtungen vor, welche nicht ohne Bedeutung für die Entwicklung der Lehre vom Zucker bildenden Ferment der Leber gewesen sind. Nach Cl. Bernard und v. Wittich[1] enthält die Leber auch nach der Behandlung mit Alkohol ein auf Stärke wirkendes Ferment, das sich mit Glycerin extrahiren lässt. Lässt man einen solchen Glycerinextract auf Stärke oder Glykogen einwirken, so erhält man nach

---

[1] Dieses Archiv Bd. 7 S. 28. 1873. Vgl. auch Seegen und Kratschmer, dieses Archiv Bd. 14.

Wittich „oft schon nach 15 Minuten eine deutliche Zuckerreaction". Die Wirkung ist also sehr schwach, wenn man sie mit der eines Glycerinextractes der Speichel- oder Pankreasdrüse vergleicht.

Da v. Wittich[1]) und Lépine[2]) schwach wirkende Extracte auch aus anderen Organen erhalten hatten, so wurde diesen Beobachtungen und ähnlichen Beobachtungen Cl. Bernard's nicht die Beachtung zu Theil, welche ihnen nach der Meinung dieser Forscher für die Beurtheilung der Zucker bildenden Function der Leber beizumessen war. Dazu kam noch ein Weiteres: das Glycerin hemmt zwar in concentrirter Lösung die Entwicklung von Bakterien (hierdurch, nicht durch ein besonderes Lösungsvermögen für Enzyme wird es zu einem Extractionsmittel für diese), verdünnt man es aber, wie dies für das Hervortreten der Enzymwirkung erforderlich ist, mit Wasser, so verliert es seine antiseptische Wirkung. Die Bakterien gelangen in den Lösungen, deren Verhalten zu Enzymen untersucht werden soll, zur Entwicklung und können dort eine Enzymwirkung vortäuschen, welche nicht vorhanden ist. Es war desswegen auch durchaus nicht unberechtigt, wenn man die älteren Angaben über die Anwesenheit diastatischer Fermente in der Leber mit Misstrauen betrachtet. Dastre[3]) suchte sogar den Nachweis zu liefern, dass alle diastatischen Wirkungen von Organextracten, auch die der Leber, auf der Wirkung von Bakterien beruhen.

Sehr schwach war auch die Wirkung, welche Florence Eves[4]) unter Sheridan Lea's Leitung an Wasser- und Salzextracten der durch Alkohol coagulirten Leber beobachtete. Am wirksamsten erwiesen sich ihr die mit 10% Kochsalz hergestellten Extracte. Der Zusatz eines Antisepticums, wie Thymol, war in diesen Versuchen überflüssig. Wenn sie 20 g Leberpulver 48 Stunden mit 40 ccm der 10%igen Chlornatriumlösung extrahirte, so bewirkten 2 ccm des filtrirten Extractes in 10 ccm 0,5%igen Stärkekleisters bei 36° erst nach einer Stunde eine deutliche Reduction der Fehling'schen Lösung, ja selbst nach zwei bis drei Tagen war die Stärke und das Glykogen noch nicht vollkommen in Zucker umgewandelt. Eves hatte vor der Behandlung mit Alkohol das Blut nicht aus der Leber entfernt und nahm deshalb selbst an, dass wenigstens ein Theil der er-

---

1) Dieses Archiv Bd. 3.
2) Verhandl. d. kgl. sächs. Ges. d. Wissensch. zu Leipzig Bd. 22 S. 322. 1870.
3) Arch. de physiol. vol. 21 p. 69. 1888. Vgl. dieses Archiv Bd. 55 S. 446. 1893.
4) The Journ. of Physiol. vol. 5 p. 342. 1884.

haltenen Fermentwirkung vom Blute und nicht von der Substanz der
Leberzellen ausging.

Auf Beobachtungen an der mit Alkohol coagulirten Leber stützte
sich ferner Pavy[1]), als er besonders gegenüber Noël Paton die
Ansicht vertheidigte, dass in der Leber ein zuckerbildendes
Ferment vorhanden ist. Wenn er die durch Alkohol coagulirte
Leber mit Wasser digerirte, fand er, dass das in ihr enthaltene
Glykogen abnahm und sich statt seiner Zucker bildete. Der Werth
dieser Versuche wird aber wiederum sehr beeinträchtigt dadurch,
dass weder das Blut aus der Leber entfernt noch den Extracten
ein Antisepticum zugesetzt wurde.

. Diese Bedenken fallen fort bei den Versuchen von F. Pick[2]),
Er benutzte Extracte, die er aus der entbluteten und mit dem
fünffachen Volumen Alkohol coagulirten Leber mittelst 0,75 %igen
Kochsalzes und 0,2 %igen Fluornatriums erhielt. Zu diesen Extracten
setzte er Glykogen und bestimmte, wieviel von demselben nach
einer gewissen Zeit in Zucker umgewandelt ward. Er fand, dass
der aus 100 g Lebersubstanz gewonnene Extract in 3 Stunden 0,69 g
Glykogen zersetzt hatte. In gleicher Weise untersucht, wandelte
der Extract von 100 g coagulirten Blutes 0,31 g und der von 100 g
Niere auffallender Weise erheblich mehr als die Leber, nämlich
2,37 g, um. Nach anderen Versuchen von F. Pick ist die Wirksamkeit solcher Extracte völlig ausreichend, um durch das in ihnen enthaltene Ferment den postmortalen Glykogenschwund zu erklären.

Der Zucker, welcher durch die Extracte der mit Alkohol
coagulirten Leber entsteht, sollte nach Eves nicht, wie in der Leber
selbst, Dextrose, sondern ein Zucker mit einem viel geringeren
Reductionsvermögen sein; neben demselben entstehe auch Dextrin.
Da nun der Zucker in der Leber sicher Traubenzucker ist, so
schloss Eves aus ihren Versuchen, dass das von ihr gefundene
Ferment nur ein nach dem Tode entstehendes Product ist, welches
mit der vitalen Zuckerbildung nichts zu thun hat.

Von vornherein scheint es sehr wohl möglich zu sein, dass der
Zucker, welcher durch Einwirkung der mit Alkohol coagulirten
Leber aus Glykogen entsteht, nicht Traubenzucker oder doch nicht
ausschliesslich Traubenzucker ist, da nach den oben erwähnten Be-

---

1) The Journ. of Physiol. vol. 22 p. 391. 1897.
2) Hofmeister's Beiträge Bd. 3 S. 163. 1902.

obachtungen die Maltase durch Alkohol mehr oder weniger vollständig vernichtet werden kann.

Eine Nachprüfung der Eves'schen Angaben durch Christine
Tebb ergab aber, dass auch die Extracte der mit Alkohol coagulirten Leber aus Stärke und Glykogen Traubenzucker bilden.
Der Nachweis des letzteren war mit Hülfe des Phenylhydrazins leicht
zu führen. In Uebereinstimmung hiermit besassen diese Extracte
auch die Fähigkeit, Maltose zu spalten.

Durch alle diese Versuche ist jedenfalls mit Sicherheit bewiesen,
dass auch noch nach der Behandlung mit Alkohol in der Leber ein
Ferment enthalten ist, welches Glykogen unter Bildung von Glykose
verzuckert und Maltose spaltet. Es lässt sich aber leicht nachweisen, dass auch dieses Ferment ebenso wie das des Blutes durch
Alkohol in seiner Wirksamkeit geschädigt wird.

Versuche.

Auf 50 ccm 1%igen Stärkekleisters und 1 ccm 10%iger alkoholischer Thymollösung wirken 1 g Leberpulver 24 Stunden.

24. Juli 1908. Vol. 70 ccm, nach dem Polarisationsvermögen enthält die
Lösung 2,72% Traubenzucker, nach dem Reductionsvermögen 0,29% Traubenzucker; nur Glykosazon.

16. Juli 1908. Vol. 70, nach Polarisation 1,4%, nach Reduction 0,49%
Traubenzucker, reichlich Glykosazon neben kleinen amorphen Kugeln.

Bei der Einwirkung von „Leberpulver" auf Stärke enthält die
Lösung nach 24 Stunden neben Traubenzucker reichliche Mengen
von Dextrin; der erzielte Reductionswerth ist geringer als derjenige,
welcher mit der frischen Leber erhalten wird (vgl. unten S. 34). Es
scheint dies im Wesentlichen die Folge einer Schwächung der Maltasewirkung zu sein.

Versuche.

Aus 50 ccm 1%iger Maltoselösung und 1 ccm Thymollösung bilden:

Am 10. Juli 1908 5 g frischer Leber (0,61 g Trockensubstanz) in 5½
Stunden 0,061 g, nach 22 Stunden 0,147 g Glykosazon; 1 g Leberpulver in
5½ Stunden 0,073 g, nach 22 Stunden 0,134 g Glykosazon;

Am 24. Juli 1908 5 g frischer Leber (0,6 g Trockensubstanz) in 5½
Stunden 0,104 g, in 22 Stunden 0,150 g; 1 g Leberpulver in 7 Stunden 0,029 g,
in 22 Stunden 0,115 g Glykosazon.

Trotz der Behandlung mit Alkohol ist aber die Fermentations-
kraft der Leber immer noch eine ganz ansehnliche, wie auch die

folgenden Versuche zeigen, die mir von Herrn cand. med. Hirsch-stein zur Veröffentlichung überlassen worden sind.

Die Leber vom Schwein und Hund wurde von der Pfortader aus während 1½ Stunden mit Leitungswasser durchspült, zu einem feinen Brei zerwiegt, mit der 5—10 fachen Menge Alkohol versetzt und 24 Stunden unter Alkohol stehen gelassen. Hierauf wurde der Alkohol abfiltrirt, die Lebersubstanz mit Alkohol und Aether gewaschen und zur Verdunstung des letzteren bei Zimmertemperatur ausgebreitet. Das so erhaltene Pulver wurde im Mörser fein zerrieben und durch ein mittelfeines Haarsieb geschlagen. Die Ausbeute an „Leberpulver" betrug etwa 10% der feuchten ausgewaschenen Leber.

Die Pulver wurde 24 Stunden mit 2%igen Stärkekleister unter Zusatz von Thymol in der Wärme digerirt, die Flüssigkeit mit Salzsäure bis zur schwachen Blaufärbung von rothem Lackmoidpapier und einer kleinen Menge Essigsäure versetzt und aufgekocht. Das ausgeschiedene Eiweiss wurde abfiltrirt und das Filter mit kochendem Wasser ausgewaschen. Das Filtrat wurde im Vacuum zu einem dicken Syrup eingedampft und wieder mit Alkohol versetzt. Es bildete sich eine zähe Masse, die sich in der Reibschale mit Alkohol leicht zu einem Pulver zerreiben liess (Alkoholfällung). Die alkoholischen Filtrate wurden im Vacuum wieder zum Syrup eingedampft, durch Abdampfen mit Wasser vom Alkohol befreit und mit Wasser auf 100 ccm aufgefüllt (Alkoholextract). In dieser Lösung wurde durch Titriren mit Knapp'scher Lösung das Reductionsvermögen bestimmt. Die Bestimmung des Drehungsvermögens stiess wegen der Anwesenheit von links drehenden Substanzen auf Schwierigkeiten. Eine Probe wurde mit essigsaurem Phenylhydrazin erhitzt und der Niederschlag mikroskopisch untersucht.

Versuch I.

12 g Schweineleberpulver wurden mit 300 ccm 2%igen Stärkekleisters und 3 ccm 10%iger alkoholischer Thymollösung 24 Stunden in der Wärme digerirt.

Alkoholfällung: Bräunlich hygroskopisches Pulver; Lösung färbt sich mit Jod dunkelbraun, beim Erhitzen mit essigsaurem Phenylhydrazin scheidet sich Glykosazon in reichlicher Menge aus. Dem Dextrin war also der Traubenzucker durch die Alkoholbehandlung nicht völlig entzogen worden. Es wird desshalb noch einmal mit Methylalkohol ausgekocht. Hierbei löst sich noch etwa die Hälfte des Dextringemisches auf, so dass für weitere Untersuchungen nicht genügend Material übrig bleibt.

Alkoholextract: Die Menge beträgt etwa 4 g, das Reductionsvermögen entspricht etwa einem Gehalt von 40,8% Traubenzucker. Die 4%ige Lösung wird mit essigsaurem Phenylhydrazin erhitzt, der Inhalt des Reagenzglases erstarrt zu einem Brei von Glykosazon. Die 0,4%ige Lösung bleibt nach dem Erhitzen mit essigsaurem Phenylhydrazin anfangs klar, lässt aber beim Erkalten Glykosazon ausfallen. Das angewendete Leberpulver selbst enthält nur Spuren von Trauben-zucker.

Versuch II.

12 g Hundeleberpulver werden mit 300 ccm 2%igen Stärkekleisters unter Zusat von 3 ccm 10%iger alkoholischer Thymollösung 24 Stunden in der Wärme digerirt.

Alkoholfällung: Beim Erhitzen mit essigsaurem Phenylhydrazin scheidet sich in geringen Mengen ein Niederschlag ab, der nur aus gelben Kugeln mit Andeutung von Nadelbildung besteht.

Alkoholextract: Menge 4 g. Sein Reductionsvermögen entspricht einem Gehalt von 31% Traubenzucker. Beim Erhitzen der 4%igen Lösung erfolgt reichliche Abscheidung von Glykosazon.

Verwendet man die entsprechenden Mengen von Lebersubstanz, so kann man also auch nach der Behandlung mit Alkohol beliebige Mengen von Stärke oder Glykogen saccharificiren. Die hierbei entstehenden Dextrine können leicht dargestellt werden, es entsteht Traubenzucker, der sich in Form des Osazons abscheiden lässt.

Vergleichen wir die Wirkung der durch Alkohol coagulirten Leber und des durch Alkohol im Blutplasma erhaltenen Niederschlages, so lässt sich ein Unterschied in Bezug auf die Art ihrer Wirkung nicht erkennen. Beide verzuckern Stärke und Glykogen, beide zeigen eine Maltasewirkung, welche schwächer ist, als sie in der nicht mit Alkohol behandelten Leber und im Blutplasma war.

D. Einfluss der Erwärmung auf das zuckerbildende Ferment der Leber.

Es ist bekannt, dass man trockene Fermente auf Temperaturen über 100° erhitzen kann, ohne dass sie ihre Wirksamkeit verlieren. Die Diastase verträgt eine Temperatur bis 150°[1], für die Maltase der Hefe ergibt sich Aehnliches aus der Beobachtung von Röhmann[2], dass man die Maltase aus Hefe extrahiren kann, die man mehrere Stunden bis auf 105—110° erwärmt hat. Dasselbe gilt auch vom Leberferment, und zwar bleibt beim Erhitzen des „Leberpulvers" sowohl die Diastase- wie die Maltasewirkung desselben erhalten.

Versuche.

Leberpulver vom 17. Juni 1903.

a) Nicht erwärmt: 1 g mit 50 ccm Wasser und 0,5 ccm 10%iger Thymollösung 5 Stunden bei 42° C.: 0,0038 g Glykosazon. 0,5 g mit 50 ccm 1%iger Maltoselösung 5 Stunden bei 42° C.: 0,057 g Glykosazon. 1,0 g mit 50 ccm 1%iger Maltoselösung 20 Stunden bei 42° C.: 0,168 g Glykosazon.

---

1) C. Oppenheimer, Die Fermente S. 160. 1900.
2) Ber. d. deutsch. chem. Gesellsch. Bd. 27 S. 3253. 1894.

b) 1½ Stunden auf 100—104° erwärmt: 0,5 g mit 50 ccm 1%iger Maltoselösung 5 Stunden: 0,040 g Glykosazon. 1,0 g mit 50 ccm 1%iger Maltoselösung 20 Stunden 0,168 g.

Ebenso behält das durch Alkohol gefällte Blutserum, wenn man es 1 Stunde auf 100 bis 110° erhitzt, seine Maltasewirkung in den Fällen, wo es diese schon vor dem Erhitzen zeigt.

Beim Erwärmen in wässeriger Lösung wird die Maltasewirkung der Hefe nach den Versuchen von Lintner und Kröber[1]) bei 55° vernichtet, während die Diastase, wenn auch in ihrer Kraft vermindert, erhalten bleibt.

Auch vom Blutserum gibt Pugliese[2]) das Gleiche an. Er neutralisirte das Blutserum unter Anwendung von rothem Lackmoidpapier, stellte es für 3 Minuten in ein zuvor auf 70 bis 72° erhitztes Wasserbad, kühlte ab und filtrirte. Das Filtrat wirkte noch auf Stärke, bildete aber, auch in grossen Mengen verwendet, keine Glykose. Pugliese gibt leider nicht an, welches Serum er benutzte. Ich vermuthe, dass es das vom Rinde war.

Die Wiederholung derselben Versuche mit dem Blutserum des Hundes führte auch hier, ebenso wie bei der Fällung mit Alkohol, zu einem etwas abweichenden Resultate.

Das Blutserum vom Hunde wurde mit verdünnter Salzsäure so lange versetzt, bis rothes Lackmoidpapier nur noch schwach gebläut wurde. Dann wurde es durch Einstellen in ein auf 70—72° C. erhitztes Wasserbad bis auf 53° erwärmt, auf dieser Temperatur einige Minuten erhalten und dann langsam abkühlen gelassen. Da sich das Eiweiss nur unvollkommen abschied, wurde, ohne zu filtriren, mit Alkohol gefällt und der Niederschlag durch Behandlung mit Alkohol und Aether in ein trockenes Pulver übergeführt. Dieses „Serumpulver" vermochte noch Maltose zu spalten. Auch nachdem das trockene Pulver zwei Tage unter der 10 fachen Menge 94%igen Alkohols gestanden hatte und der Alkohol durch Aether verdrängt worden war, wurde durch 0,6 g des Pulvers, als man es 16 Stunden mit 25 ccm 1%iger Maltoselösung unter Zusatz von Toluol in der Wärme digerirte, eine Menge von Maltose gespalten, die 0,0075 g Glykosazon lieferte.

Es wurden ferner von einem anderen, in gleicher Weise gewonnenen Pulver 8—9 g mit 36 ccm Wasser und 1 ccm Toluol 6 Stunden bei 40° gehalten. Die Masse wurde durch Leinwand abgepresst, der Niederschlag ein Mal mit wenig Wasser angerührt, abgepresst und die Filtrate mit Alkohol gefällt. 0,2 g der Fällung wurden mit 10 ccm 1%iger Maltoselösung und 4 Tropfen Toluol digerirt, nach circa 24 Stunden wurde Traubenzucker als Glykosazon nachgewiesen.

---

1) Ber. d. deutsch. chem. Gesellsch. Bd. 28 S. 1050. 1895.
2) Dieses Archiv Bd. 69 S. 115. 1897.

. Von demselben Pulver wurden 0,5 g mit 50 ccm 1%igen Stärkekleisters und 20 Tropfen Toluol digerirt. . Nach 8 Stunden war die Jodreaction verschwunden. Nach 20 Stunden wurde unter Zusatz von 2 g essigsauren Natriums und 1 ccm 30%iger Eisenchloridlösung aufgekocht; die Lösung enthält nach der Polarisation 0,48 g Traubenzucker, nach der Reduction 0,38 g Traubenzucker. Beim Erhitzen mit essigsaurem Phenylhydrazin erfolgt Abscheidung von Glykosazon.

Es gelang in den untersuchten Fällen nicht, dem Blutserum des Hundes durch kurzes Erwärmen auf 53° die Maltasewirkung zu nehmen. Ja, man kann sogar das auf 53° erwärmte Blutserum noch nachträglich mit Alkohol behandeln, ohne dass es seine Maltasewirkung vollständig verliert.

In einer anderen Versuchsreihe wurden 5 oder 10 ccm des nicht neutralisirten Blutserums vom Hunde für eine bestimmte Zeit nach Zusatz von 2% Toluol in einen auf 55° eingestellten Thermostaten gebracht und hierauf während 24 Stunden mit 50 ccm 1%igen Stärkekleisters digerirt. Dann wurde mit essigsaurem Eisen enteiweisst und eine Probe des Filtrats entweder nur mit essigsaurem Phenylhydrazin erhitzt oder quantitativ das Reductionsvermögen durch Titriren mit Fehling'scher Lösung sowie das Drehungsvermögen bestimmt.

Menge des Blutserums	Dauer der Erwärmung auf 55°	Dauer des Digestion	Osazon
10 ccm	10 Std.	24 Std.	Maltosazon, viel Isomaltosazon
10 „	15 „	24 „	Wenig Glykosazon
5 „	22 „	24 „	Maltosazon
10 „	24 „	27 „	Glykosazon, Isomaltosazon
10 „	54 „	20 „	Maltosazon, sehr wenig Isomaltosazon
10 „	61 „	24 „	Glykosazon, Isomaltosazon, Maltosaz.

Die Maltasewirkung, d. h. die Bildung von Traubenzucker aus Stärke, war durch das Erwärmen auf 55° nur in einigen Fällen vollkommen verschwunden. In anderen war dieselbe noch vorhanden; aber ihre Wirkung war beeinträchtigt, wie das Auftreten von Maltosazon oder Isomaltosazon in grösseren oder geringeren Mengen zeigt.

Die Schädigung der Maltasewirkung hat zur Folge, dass schon nach 4—5 stündigem Erwärmen der vom Blutserum aus Stärke erzielte Reductionswerth kleiner als normal ist.

Menge des Blutserums	Dauer der Erwärmung auf 55°	Dauer der Digestion	Reductionsw. ber. als Traubenzucker in % d. angew. Stärke	Polarisationsw.	Osazon
5 ccm	4 Std.	24 Std.	44	72	Glykosazon, Isomaltosazon
10 „	5 „	24 „	48	96	Glykosazon, Isomaltosazon, Maltosazon.

Während bei Einwirkung von 10 ccm des obigen, nicht erwärmten Blutserums auf Stärke das Reductionsvermögen, ausgedrückt in Traubenzucker, 74% vom Gewicht der angewendeten Stärke betrug, war dasselbe nach der Erwärmung auf 44 bezw. 48% gesunken. Die Polarisationswerthe waren hoch, als Zeichen der Anwesenheit von Dextrinen. Trotz der Erwärmung war auch in diesen Versuchen Traubenzucker gebildet worden. Als Zeichen der Abschwächung liess sich aber auch die Bildung von Maltose und Isomaltose nachweisen.

In derselben Weise wie in den zuletzt beschriebenen Versuchen wurden auch Chloroform-Wasserextracte der Leber erwärmt.

Versuche.

Die Leber des eben getödteten Thieres wurde 3/4 bis 1 1/2 Stunde von der Pfortader aus durchspült, fein zerwiegt und der Brei mit dem doppelten Volumen Chloroformwasser versetzt. Nachdem er einige Stunden gestanden hatte, wurde das, was sich gelöst hatte, durch Gaze abgegossen. Von diesem Chloroform-Wasserextract wurden 100 ccm in dem auf 55° eingestellten Thermostaten erwärmt. Es erwies sich hierbei als nothwendig, schon vor dem Erwärmen 2% Toluol hinzuzufügen, da es sich gezeigt hatte, dass ohne diesen Zusatz Gährungsvorgänge nicht ganz ausgeschlossen waren. Die Dauer der Erwärmung betrug in den meisten Fällen 24 Stunden.

Nach dem Erwärmen wurde der Leberextract mit 50 ccm eines 1%igen sterilisirten Stärkekleisters vermengt und eine bestimmte Zeit lang bei 40° C. weiter digerirt.

Um den Zucker zu bestimmen, muss zunächst das Eiweiss entfernt werden. Bei Abwesenheit grösserer Mengen von Dextrinen gelingt dies leicht durch Erhitzen mit essigsaurem Eisen. Bei Anwesenheit derselben erhielt ich anfangs trübe eisenhaltige Filtrate; als ich aber dann die Flüssigkeit unter Anwendung von rothem Lackmoidpapier mit etwa 1/10 Normal-Salzsäure unter Vermeidung eines Ueberschusses genau neutralisirte, aufkochte und filtrirte, waren die Filtrate klar und liessen sich leicht weiter verarbeiten. Es wurde das Reductionsvermögen mit Fehling'scher Lösung, das Drehungsvermögen im Halbschattenapparate bestimmt; eine Probe wurde mit essigsaurem Phenylhydrazin erhitzt und nach 24 Stunden mikroskopirt.

Die Lebern stammten von Hunden, die einen Tag gehungert hatten und zu einem Darmresorptionsversuche benutzt worden waren. Der Zuckergehalt der Chloroform-Wasserextracte selbst war nur sehr gering, er schwankte für 100 ccm zwischen 0 und etwa 0,1%.

Zum Vergleich mit den erwärmten Extracten wurden nicht erwärmte Extracte, und zwar 100 ccm mit 50 ccm 1%igen Stärkekleisters nach Zusatz von 2 ccm Toluol 24 Stunden bei 40°

digerirt. Es wurden hierbei in drei verschiedenen Versuchen 78 %, 80 % bezw. 82 % der Stärke in Traubenzucker übergeführt, wenn man das Gesammtreductionsvermögen als Traubenzucker berechnet.

Nach dem Erwärmen aus 55 ° wurden bei 24 stündiger Digestion von 100 ccm Chloroformextract mit 50 ccm 1 % igen Stärkekleisters folgende Reductionswerthe, ausgedrückt in Procenten der umgewandelten lufttrockenen Stärke, erhalten.

Dauer der Erwärmung	Reductionswerth	Osazon
1 Std.	68 %	Glykosazon
5 „	66 %	Glykosazon, sehr wenig Maltosazon
10 „	56 %	Glykosazon
10 „	54 %	Wenig Glykosaz., sehr wenig Malt., viel Isomaltosaz.
15 „	50 %	Glykosazon, wenig Isomaltosazon
15 „	54 %	Glykosazon, sehr wenig Isomaltosazon
20 „	28 %	Viel Maltosazon, sehr wenig Isomaltosazon
20 „	26 %	Glykosazon, wenig Maltosazon
22 „	12 %	Wenig Glykosaz., reichl. Maltosaz. und Isomaltosaz.
25 „	14 %	Wenig Glykosaz., reichl. Maltosaz. und Isomaltosaz.
40 „	14 %	Wenig Glykosaz., reichl. Maltosaz. und Isomaltosaz.

Mit der Dauer der Erwärmung nimmt die Verzuckerung der Stärke mehr und mehr ab. Gleichzeitig sinkt auch die Maltasewirkung; die Menge des Glykosazons vermindert sich mit der Dauer der Erwärmung, statt seiner treten Isomaltosazon und Maltosazon auf. Aber selbst durch 24—48 stündige Erwärmung auf 55 ° wird die Maltasewirkung des Leberfermentes nicht vollständig zerstört.

Aehnlich wie die Chloroform-Wasserextracte der frischen Leber verhalten sich auch die Extracte der mit Alkohol gefällten Leber.

Versuche.

3 g Leberpulver werden mit 30 ccm Wasser auf 55 ° erwärmt und dann bei 40 ° C. unter Zusatz von Thymol mit 50 ccm 1 % igen Stärkekleisters digerirt.

Dauer der Erwärmung auf 55 °	Dauer der Digestion bei 40 °	Osazone
5 Std.	25 Std.	Glykosazon, wenig Isomaltosazon
10 „	24 „	Wenig Glykos., sehr wenig Malt., viel Isom.
15 „	24 „	Nur Isomaltosazon
16 „	24 „	Wenig Glykosazon, viel Isomaltosazon
23 „	24 „	Nur Glykosazon
24 „	24 „	Glykosazon, sehr wenig Isomaltosazon
25 „	24 „	Wenig Glykosazon, viel Isomaltosazon
25 „	24 „	Sehr wenig Isomaltosazon
48 „	26 „	Viel Maltosazon und Isomaltosazon
54 „	20 „	Glykosazon und Isomaltosazon.

Die Maltase wird in einer Reihe von Fällen mehr oder weniger vollkommen zerstört, ist aber in anderen anscheinend auch nach längerem Erwärmen noch nachweisbar.

Das Ergebniss dieser Versuche ist, dass sich auch beim **Erwärmen auf 55° kein wesentlicher Unterschied zwischen den kohlenhydratspaltenden Fermenten des Blutes und der Leber** erkennen lässt. Die Maltasewirkung wird bei beiden durch Erwärmen auf 55° geschwächt, aber anscheinend viel langsamer, als dies bei derMaltase der Hefe, der gekeimten Gerste und dem Blutserum des Rindes der Fall ist.

Durch die Widerstandsfähigkeit des Leberfermentes gegen Wärme und Alkohol gelingt es, wie im Anschluss an die mitgetheilten Versuche erwähnt sei, das Leberferment von der Hauptmenge der Eiweisskörper, neben denen es in den Leberextracten enthalten ist, zu trennen. Es lassen sich **Präparate des Leberfermentes** herstellen, deren Einwirkung auf Stärke und Maltose mit Leichtigkeit messend zu verfolgen ist.

Präparat I. Es wurde ein Chloroform-Wasserextract der Leber hergestellt, indem auf 2 g Leber 1 ccm Chloroformwasser genommen wurde. Nachdem das Gemisch einen Tag unter Umrühren gestanden hatte, wurde der flüssige Theil abgehebert und durch Leinwand filtrirt. Das Filtrat wurde für rothes Lackmoidpapier annähernd neutralisirt, das in weissen Flocken ausfallende Eiweiss abfiltrirt und das Filtrat mit Alkohol so lange versetzt, als der verhältnissmässig geringe Niederschlag sich noch vermehrte. Der Niederschlag wurde abfiltrirt und mit Alkohol und Aether gewaschen. Das so erhaltene Fermentpulver, dessen Masse im Verhältniss zur angewendeten Menge Leber nur sehr gering war, löste sich leicht und vollkommen im Wasser, spaltete Stärke unter Bildung von Dextrin und Dextrose und führte Maltose in Traubenzucker über.

0,5 g werden während 24 Stunden mit 50 ccm 1%igen Stärkekleisters und 1 ccm Toluol in der Wärme digerirt. Die Flüssigkeit wird eingedampft und mit Alkohol extrahirt. Der Alkoholrückstand wird in Wasser gelöst und mit essigsaurem Eisen aufgekocht. Nach der Polarisationsbestimmung enthält er 0,43 g Traubenzucker, nach der Reduction 0,34 g. Beim Erhitzen mit essigsaurem Phenylhydrazin scheidet sich sehr bald Glykosazon in reichlichen Mengen ab und aus dem heissen Filtrat desselben beim Erkalten ein Sediment von kleinen Kugeln die aus Nädelchen bestehen und beim Erwärmen löslich sind.

Von demselben Präparat werden 0,5 g während 26 Stunden nach Zusatz von Toluol mit 30 ccm 1%iger Maltoselösung digerirt; es hat sich eine Menge von Traubenzucker gebildet, die 0,175 g Glykosazon liefert.

Zur Darstellung von Präparat II diente die Leber eines grossen Hundes, der am Tage vorher mit Fleisch gefüttert worden war. Eine Viertelstunde nach dem durch Entbluten erfolgten Tode wurde sie herausgenommen, während einer Viertelstunde mit Wasser durchspült und fein zerwiegt, 645 g des Breies blieben nach Zusatz von 320 ccm Wasser 1 Stunde bei Zimmertemperatur stehen. Dann wurde abgepresst, von der hierbei erhaltenen Flüssigkeit wurden 600 ccm mit etwa 6 ccm $^1/_2$ Normal-Salzsäure versetzt, so dass rothes Lackmoidpapier noch schwach gebläut wurde. Es entstand ein reichlicher Niederschlag; die Flüssigkeit mit dem Niederschlage wurde auf 53° erwärmt und dann filtrirt. Das Filtrat war opalescent; nachdem es aber 5 Stunden in der Zimmertemperatur gestanden hatte, war es klar geworden und gab keine Glykogenreaction. Es wurde in 3 Liter 94%igen Alkohol hineingegossen, wobei ein voluminöser flockiger Niederschlag entstand, der abfiltrirt, in Wasser suspendirt und noch ein Mal durch Alkohol wieder abgeschieden wurde, er wurde abfiltrirt und mit Alkohol und Aether behandelt. Das so erhaltene Pulver löste sich nur zum Theil in Wasser, die Lösung gab Eiweissreactionen.

0,5 g wurden mit 50 ccm 1%igen Stärkekleisters und 1 ccm 10%iger Thymollösung in der Wärme digerirt.

Mit Jod färbt sich die Lösung nach 2 Stunden violett, nach 3 Stunden noch stärker violett, nach 6 Stunden blauroth, nach 24 Stunden gibt sie keine Färbung mehr mit Jod. Die Flüssigkeit wird mit essigsaurem Eisen aufgekocht und filtrirt. Das Filtrat gibt beim Erhitzen mit essigsaurem Phenylhydrazin sehr bald die Abscheidung eines dicken Breies von Glykosazon; er wird heiss filtrirt; aus dem eingeengten Filtrate scheidet sich beim Erkalten ein nicht unbedeutender Niederschlag ab, der überwiegend aus Glykosazon besteht, daneben aber auch schwach lichtbrechende, amorphe, kleine gelbe Kugeln enthält.

0,5 g werden mit 50 ccm 1%iger Maltoselösung und 1 ccm 10%iger alkoholischer Thymollösung 26 Stunden digerirt. Es hat sich eine Menge Traubenzucker gebildet, die 0,184 g Glykosazon liefert.

II. Vergleich des zuckerbildenden Fermentes der Leber mit dem des Blutes in Bezug auf die Stärke ihrer Wirkung.

In der Art, wie das Leber und Blutferment auf Stärke, Glykogen und Maltose wirkt, ebenso wie in dem Einfluss, welchen Alkohol und Erwärmung auf sie ausüben, zeigt sich eine so weitgehende Aehnlichkeit, dass kein Grund vorliegt, an der Gleichheit beider Fermente zu zweifeln. Für die Vorstellung, die wir uns von der Zuckerbildung in der Leber machen wollen, ist es nun weiter von Wichtigkeit, zu untersuchen, wie gross die Wirksamkeit des Fermentes in der Leber einerseits, im Blute andererseits ist.

Als Maass derselben kann die Menge Traubenzucker dienen, welche aus einer 1%igen Maltoselösung durch eine bestimmte Menge Blutplasma oder Lebersubstanz innerhalb einer bestimmten Zeit gebildet wird.

Es wurden die folgenden Versuche angestellt:

Hunden, die zum Theil zu anderen Versuchen benutzt worden waren, wurden aus der Arterie 200 ccm Blut entnommen. Das Blut floss in einen Messcylinder, der 1,0 g oxalsauren Natriums in concentrirter Lösung enthielt. Das Blut wurde alsbald centrifugirt und das Plasma abgehebert. Nach Abnahme der erwähnten Menge Blutes wurde der Hund völlig verblutet. Die Leber wurde herausgenommen und mit Wasser ausgespült.

Hierauf wurden neben einander 5 ccm des Oxalatplasmas und 5 g des Leberbreies mit 50 ccm 1%iger Maltoselösung und 1 ccm 10%iger alkoholischer Thymollösung digerirt.

Zur Bestimmung des gebildeten Traubenzuckers wurden zu der Flüssigkeit 2 g essigsauren Natriums und 2 ccm 30%iger Eisenchloridlösung hinzugefügt, aufgekocht und, ohne zu filtriren, auf 70 ccm aufgefüllt. Dann wurde filtrirt, vom Filtrate wurden 50 ccm mit 1 bis 1,5 ccm essigsauren Phenylhydrazins (gleiche Theile 50%iger Essigsäure und Phenylhydrazin) 1½ Stunden im kochenden Wasserbade erhitzt. Die Flüssigkeit mit dem Niederschlag blieb einige Stunden stehen, dann wurde der Niederschlag auf einem gewogenen Filter gesammelt, mit kochendem Wasser gewaschen, bis das Volumen 150 ccm betrug, bei 100—110° getrocknet und gewogen.

Da nach dem Ausspülen in der Leber eine ansehnliche Menge Wasser zurückbleibt, wurde zur Berechnung der in der abgewogenen Menge enthaltenen Lebersubstanz von dem Brei eine Trockenrückstandsbestimmung gemacht. Unter der Annahme, dass 100 g Lebersubstanz 23 g Trockenrückstand[1]) enthielten, liess sich durch Multiplication des Trockenrückstandes mit 100/23 die in 5 g Leberbrei enthaltene Menge Lebersubstanz berechnen. Die gefundenen Mengen Glykosazon wurden auf 100 g Lebersubstanz bezogen, die für das Blutplasma gefundene Menge Glykosazon auf 100 ccm. So wurden gefunden

Vers. v. 25. Juni 1903: 100 g Leber in 5 Std. 4,2 g Glykos., in 21 Std. 7,9 g Glykos.
100 ccm Plasma „ 5 „ 2,7 „ „ „ 21 „ 2,2 „ „
Vers. v. 27. Juni 1093: 100 g Leber „ 5½ „ 3,3 „ „ „ — „ — „ „
100 ccm Plasma „ 5½ „ 2,7 „ „ „ — „ — „ „
Vers. v. 10. Juli 1903: 100 g Leber „ 5½ „ (2,3) „ „ „ 22 „ 5,5 „ „
100 ccm Plasma „ 5½ „ 3,2 „ „ „ 22 „ 3,0 „ „
Vers. v. 24. Juli 1903: 100 g Leber „ 5½ „ 3,2 „ „ „ 22 „ 3,0 „ „
100 ccm Plasma „ 5½ „ 1,3 „ „ „ 22 „ 2,8 „ „

In diesen Versuchen ist nur ein Mal das Blutplasma stärker wirksam als das Lebergewebe (Versuch vom 10. Juli; 5½ Stunden), und in diesem scheint ein Beobachtungsfehler vorzuliegen. Es ergibt sich dies daraus, dass in dem 22 stündigen Versuche die Wirksamkeit der Lebersubstanz eine grössere ist.

Ein Unterschied zu Gunsten der Leber zeigt sich auch in den

---

1) O. Hammarsten, Lehrbuch der physiol. Chemie S. 209. Wiesbaden 1899.

folgenden Versuchen, in denen das Blutplasma und der Leberbrei mit Alkohol gefällt und von beiden gleiche Mengen mit Stärke und Maltose digerirt wurden.

50 ccm 1%igen Stärkekleisters werden 24 Stunden unter Zusatz von Thymol digerirt

	Vol. 70, aus α berechnet	Traubenzucker, aus Reduction berechnet	
10. Juli 1903: 1 g Plasmapulver	1,3 %	0,26%	nur Glykosazon
1 g Leberpulver	1,4 %	0,49%	viel Glykosazon, spärl. kl. amorphe Kugeln
24. Juli 1903: 1 g Plasmapulver	1,76%	0,16%	kein deutl. Glykos., Sterne aus gelben Nadeln, beim Erwärmen löslich
1 g Leberpulver	2,72%	0,29%	nur Glykosazon

50 ccm 1%iger Maltoselösung werden unter Zusatz von Thymol digerirt, Glykosazon gewonnen nach

	5 Std.	5½ Std.	22 Std.
10. Juli 1903: 1 g Plasmapulver	0,020 %	0,032 %	0,102 %
1 g Leberpulver	0,050 %	0,073 %	0,134 %
	7 Std.		24 Std.
27. Juli 1903: 1 g Plasmapulver	0,014 %		0,031 %
1 g Leberpulver	0,029 %		0,115 %

Hier ist die Wirkung des Leberpulvers auf Stärke und Maltose ausnahmslos (auch im Versuch vom 10. Juli 1903) stärker als die des Plasmas.

Was soll man nun in Bezug auf die Zuckerbildung der Leber aus diesen Versuchen weiter schliessen? Man kann sie als Stütze für die Ansicht betrachten, dass das zuckerbildende Ferment in den Leberzellen entsteht. Denn von vornherein ist es allerdings am wahrscheinlichsten, dass am Orte der Entstehung mehr Ferment vorhanden ist als anderwärts. Aber es ist auch zu bedenken, dass das, was wir beobachten, nur die Wirkung des Fermentes ist; die Wirksamkeit hängt jedoch nicht nur von der Menge des Fermentes ab, sondern auch von den Bedingungen, unter denen es wirkt. Die Unterschiede zwischen dem Blutplasma und dem Lebergewebe sind nun wenigstens nach den bisherigen Versuchen nicht der Art, dass man nicht auch die Meinung vertreten könnte: entsprechend der Röhmann-Bial'schen Hypothese trete das Blutferment durch eine secretorische Wirkung der Capillaren in grösserer Menge zur Leber und fände hier Bedingungen, durch welche seine Wirksamkeit vielleicht noch weiter gesteigert wird.

Bewiesen ist nur Folgendes:

1. Das im Blute und der Leber enthaltene Ferment, durch welches Glykogen, Stärke und Maltose gespalten wird, zeigt in Bezug auf die Art seiner Wirkung keine wesentlichen Unterschiede. Die Producte, welche es erzeugt, sind die gleichen; in seinem Verhalten zu Alkohol und Wärme weist es eine sehr weit gehende Aehnlichkeit auf.

2. Die Wirksamkeit dieses Ferments ist in der Leber grösser als im Blute.

Am Schlusse der vorliegenden Arbeit ist es mir eine angenehme Pflicht, Herrn Prof. Dr. Röhmann für die Anregung zu der vorliegenden Arbeit und die überaus liebenswürdige Unterstützung bei deren Anfertigung meinen verbindlichsten Dank auszusprechen.

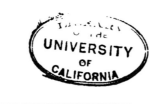

Lebenslauf.

Am 26. August 1879 wurde ich, Leo Borchardt, als Sohn des Kaufmanns Simon Borchardt und seiner Gattin Auguste geb. Fuchs in Dresden geboren. Ostern 1889 trat ich in das Gymnasium zum heiligen Kreuz in Dresden ein, das ich Ostern 1898 mit dem Zeugnis der Reife verliess. Ich widmete mich dann dem Studium der Medizin, studierte zwei Semester in Breslau und zwei Semester in München und bestand am 7. März 1900 die ärztliche Vorprüfung in München. Während des folgenden Semesters genügte ich meiner militärischen Dienstpflicht mit der Waffe in München, setzte meine Studien in Leipzig (ein Semester), Heidelberg (ein Semester) und Breslau (zwei Semester) fort und bestand am 7. Februar 1903 das ärztliche Staatsexamen in Breslau. Am 12. März 1903 bestand ich in Breslau das Examen rigorosum.

Ich hörte während meiner Studienzeit die Vorlesungen, Kliniken und Kurse folgender Herren:

Arnold, v. Baeyer, Bettmann, Boehm, Ferd. Cohn†, Herm. Cohn, Cremer, Curschmann, Czerny-Breslau, Czerny-Heidelberg, Ebbinghaus, Eigenbrodt, Erb, Filehne, Flügge, Goebel, Hasse, Heine, Hippel, Hirsch, Jurasz, Kast†, Kehrer, Kueckenthal, Kuestner, v. Kupffer†, Ladenburg, v. Lommel, Marchand, O. E. Meyer, v. Mikulicz-Radecki, Mollier, Moritz, A. Neisser, Paessler, Peter, Ponfick, Roehmann, Rohde, Rueckert, Saxer, Schaeffer, Stern, Thiemich, Uhthoff, Voit, Vulpius, Wernicke, Wilms, v. Winckel.

Allen diesen meinen verehrten Lehrern spreche ich hiermit meinen ergebensten Dank aus.

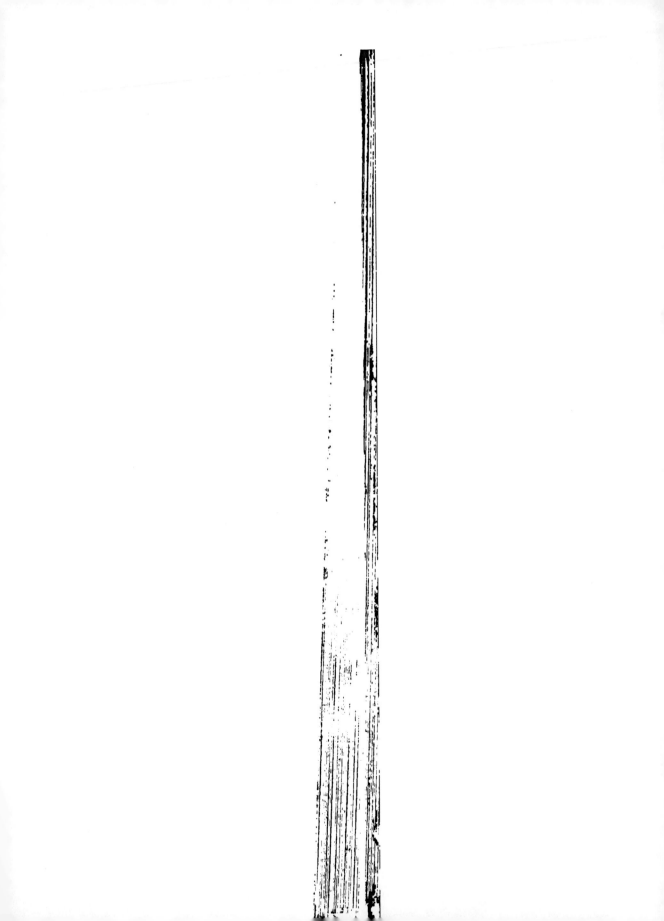

CPSIA information can be obtained at www.ICGtesting.com
Printed in the USA
BVOW04s1004260116

434279BV00013B/104/P